W0297483

STUTTGARTER
ZEITUNG

Feine Teile

Ein Streifzug durch den menschlichen Körper

Hans Jörg Wangner
Friederike Groß

TRIAS

Bibliografische Information
der Deutschen Bibliothek
Die Deutsche Bibliothek verzeichnet diese Publikation in der Deutschen Nationalbibliografie; detaillierte bibliografische Daten sind im Internet über http://dnb.ddb.de abrufbar

Programmplanung:
Dr. Dierk Suhr

Redaktion:
Susanne Richter

Wichtiger Hinweis:
Wie jede Wissenschaft ist die Medizin ständigen Entwicklungen unterworfen. Forschung und klinische Erfahrung erweitern unsere Erkenntnisse, insbesondere was Behandlung und medikamentöse Therapie anbelangt. Soweit in diesem Werk eine Dosierung oder eine Applikation erwähnt wird, darf der Leser zwar darauf vertrauen, dass Autoren, Herausgeber und Verlag große Sorgfalt darauf verwandt haben, dass diese Angabe **dem Wissensstand bei Fertigstellung des Werkes** entspricht.

Für Angaben über Dosierungsanweisungen und Applikationsformen kann vom Verlag jedoch keine Gewähr übernommen werden. **Jeder Benutzer ist angehalten,** durch sorgfältige Prüfung der Beipackzettel der verwendeten Präparate und gegebenenfalls nach Konsultation eines Spezialisten festzustellen, ob die dort gegebene Empfehlung für Dosierungen oder die Beachtung von Kontraindikationen gegenüber der Angabe in diesem Buch abweicht. Eine solche Prüfung ist besonders wichtig bei selten verwendeten Präparaten oder solchen, die neu auf den Markt gebracht worden sind. **Jede Dosierung oder Applikation erfolgt auf eigene Gefahr des Benutzers.** Autoren und Verlag appellieren an jeden Benutzer, ihnen etwa auffallende Ungenauigkeiten mitzuteilen.

© Stuttgarter Zeitung
Verlagsgesellschaft mbH & Co. KG

© 2005 TRIAS Verlag in
MVS Medizinverlage Stuttgart
GmbH & Co. KG
Oswald-Hesse-Str. 50
70469 Stuttgart

Printed in Germany

Karikaturen:
Friederike Groß, Stuttgart
Umschlaggestaltung:
Cyclus · Visuelle Kommunikation,
Stuttgart, unter Verwendung einer
Zeichnung von Friederike Groß
Satz: Satzpunkt Bayreuth GmbH, Bayreuth
Druck: aprinta Druck, Wemding

ISBN 3-8304-3277-1 1 2 3 4 5 6

Geschützte Warennamen (Warenzeichen) werden **nicht** besonders kenntlich gemacht. Aus dem Fehlen eines solchen Hinweises kann also nicht geschlossen werden, dass es sich um einen freien Warennamen handele.

Das Werk, einschließlich all seiner Teile, ist urheberrechtlich geschützt. Jede Verwertung außerhalb der engen Grenzen des Urheberrechtsgesetzes ist ohne Zustimmung des Verlages unzulässig und strafbar. Das gilt insbesondere für Vervielfältigungen, Übersetzungen, Mikroverfilmungen und die Einspeicherung und Verarbeitung in elektronischen Systemen.

Vorwort

Die Medizin ist nicht unbedingt ein Hort der Leichtigkeit. Wer will schon lachen, wenn andere Schmerzen haben!

Und doch tauchte eines Tages in der Stuttgarter Zeitung der Gedanke auf, man müsse der Medizin auch etwas Freundliches abgewinnen und die Teile des Körpers würdigen, die in der Regel eher Verdruss bereiten, wenn sie nicht funktionieren. So entstanden die „Feinen Teile". Wer aber sollte sie zur Welt bringen?

Die Wahl fiel schnell auf die Stuttgarter Zeichnerin und Malerin Friederike Groß. Sie hat die Hand für das Wesentliche im scheinbar Unwesentlichen, dazu das handwerkliche Geschick und die stete Neugier auf die Welt im Großen und im Kleinen. Auf dieser Ebene trifft sie sich mit dem Redakteur Hans Jörg Wangner, der eine leichte Hand für skurril-menschliche Glossen besitzt und spätestens seit seiner Zeit als Zivi beim DRK ein Faible für Medizin und Wissenschaft hat.

Friederike Groß und Hans Jörg Wangner haben es auf weit über 50 Sprösslinge gebracht. So hat das Autorengespannn nach und nach den Körper und seine Organe erwandert: Harnblase und Leber, Schienbein, Gesäßmuskeln und Darmzotten, Schweißdrüsen und Nerven, Nabel und Nachhirn, Augenbrauen und Schambein, aber auch die Namenlosen – das sind die mit „begrifflicher Sprachlosigkeit" geschlagenen Zwischenzehen. Und dann natürlich das im Kleinhirn sitzende bochdaleksche Blumenkörbchen, das bei Medizinstudenten in Prüfungssituationen Angstschweiß auszulösen pflegt.

Nun sollen die Feinen Teile das große Publikum beglücken – wir danken TRIAS und der Thieme Verlagsgruppe für ihren Beitrag, aus unseren leider doch vergänglichen Zeitungsglossen einen dauerhaften Quell der Erheiterung zu schaffen.

Dr. Wolfgang Borgmann
Ressortleiter Wissenschaft
Stuttgarter Zeitung

Inhaltsverzeichnis

Die Harnblase

Erst wenn man sie gerade gar nicht brauchen kann, bemerkt man sie, die Harnblase. Dann ist sie meistens schon ziemlich voll, hat die Form eines flach-ovalen Kissens angenommen und weit und breit ist kein Klo in Sicht.

Dabei kann doch dieses feine Teil in der Regel gar nichts für diesen Drang, denn gefüllt wird es von oben (und zwar schräg, damit nichts zurückfließen kann) aus der Niere über die Ureter.

Und überhaupt: wer hat einen denn geheißen, Bier und Kaffee hintereinander und auch noch gleich in größeren Mengen zu schlucken?

Bei einer Füllmenge von 350 Millilitern (für Schwaben: also etwa ein Viertele und ein Achtele) meldet sich die Blase mit Harndrang, doch bis es wirklich kritisch wird, geht je nach Quelle gut und gerne nochmal die gleiche Menge rein. Dann ist aber höchste Eisenbahn, der Fachmann rät zur Miktion: Jetzt aber schnell Wasser lassen!

Stuttgarter Zeitung vom 24.9.2002

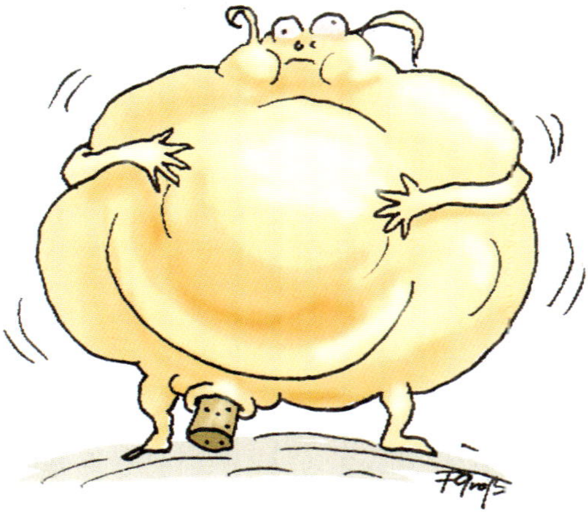

Die Leber

Für manch einen ist sie das Zentralorgan schlechthin, diese Leber. Beim gesunden Erwachsenen gut und gerne anderthalb Kilogramm schwer, verarbeitet sie brav, was ihr Eigentümer so alles an mehr oder weniger Gesundem in sich hineinschaufelt.

Fette, Hormone, Kohlehydrate, Vitamine und natürlich auch die Biere und Schnäpse vom Vorabend – klar, dass bei einem solchen Stoffwechsel auch viele Abbauprodukte entstehen. Dafür produziert die Leber ein grünliches Sekret, das jeder kennt, dem sie schon einmal hochgekommen ist: die Galle. Diese sorgt mit ihrer Mischung aus Wasser, Elektrolyten, Cholesterin und Lecithin dafür, dass die Abbauprodukte eliminiert werden. Auf dass der nächste feuchte Kneipenabend kommen kann.

Übrigens: Wer's an der Theke oder im Fernsehsessel (Chips! Bier! Schokoriegel!) über einen längeren Zeitraum etwas übertrieben hat, kriegt von seinem Doktor neben einer kernigen Predigt möglicherweise auch ziemlich lausige Leberwerte präsentiert. Und wie soll man den Jungs an der heimischen Tränke beibringen, dass ausgerechnet die Leber zickt?

Kein Problem: neben *Hepar* und *Jekur* trägt dieses feine Teil auch noch einen unverfänglichen deutschen Namen. Und wer im Kreise der Zecher hätte nicht Verständnis, wenn einer auf das fünfte Viertele verzichtete – „weißt du, meiner großen Darmdrüse wegen".

Stuttgarter Zeitung vom 1.10.2002

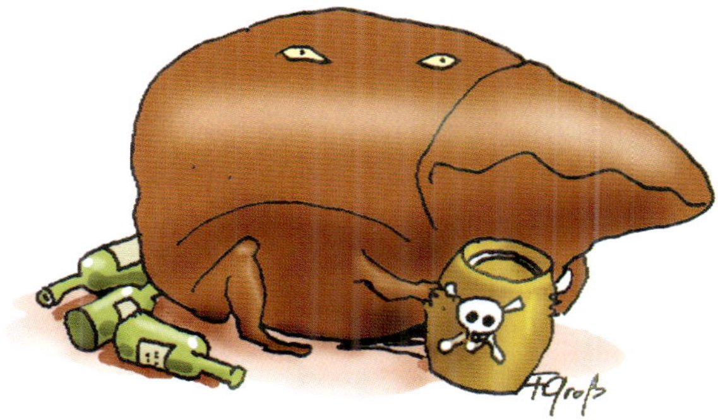

Die Mandeln

Die Mandeln wehren im Rachen Krankheitserreger ab. Vereitern sie häufig, müssen sie raus. Dann gibt's Eis zum Abwinken, wissen Kinder.

Die Mandeln (*Tonsillae*) sitzen an den Übergängen des Mund- und Nasenraums in den Rachen, wo sie förmlich wie Wächter aufpassen, dass keine Krankheitserreger und sonstigen ekligen Sachen verschluckt werden.

Kinder sind immer ein bisschen neidisch auf ihre Klassenkameraden, wenn die im Krankenhaus die Mandeln rauskriegen. Eis bis zum Abwinken gebe es nach einer so genannten Tonsillektomie, wird auf Schulhöfen kolportiert. Da nehme man die kleinen Schnitte doch gerne in Kauf. Das Mandelnrausmachen ist aber etwas aus der Mode gekommen, weil die Ärzte heute meinen, dass diese feinen Teile fürs Immunsystem nicht unwichtig sind. Früher war man mit dem Messer viel schneller bei der Hand: Hatten sich die Mandeln über einen längeren Zeitraum hinweg immer wieder eitrig entzündet, dann ging es schnurstracks auf den OP-Tisch.

Im Prinzip ist der Eingriff keine große Sache, eine mögliche Spätfolge soll aber nicht verschwiegen werden – ihres schönen Namens wegen. Man stelle sich den Brief eines Buben vor, der schreibt: „Liebe Tante, die Tonsillektomie ist eigentlich ganz gut verlaufen und das viele Eis hat auch prima geschmeckt, aber nun leide ich an einer Seitenstrangangina. Dein Neffe."

Stuttgarter Zeitung vom 8.10.2002

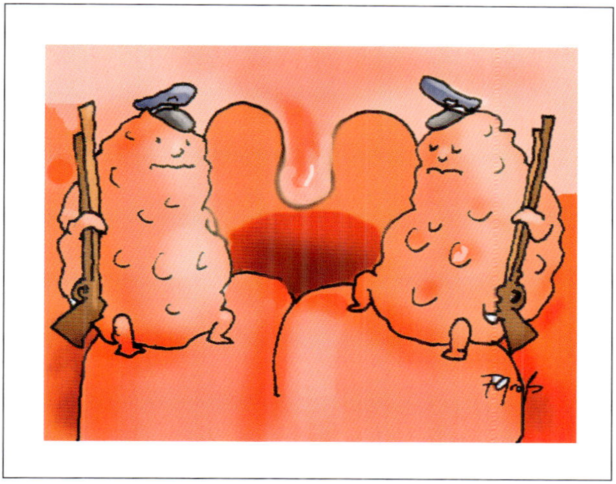

Die Nase

Groß, krumm oder stupsig – auf jeden Fall aber unverzichtbar: Hier geht es immer der Nase nach.

Dass man sich eine blutige Nase holen kann, wenn man allzu naseweiß war, oder eine laufende, wenn man sie zu sehr in den Wind gehalten hat, weiß jedes Kind. Weniger bekannt dagegen ist, dass dieses feine Teil (lateinisch: *Nasus*) innendrin nicht steil hochgeht in Richtung Stirn, sondern eher pfeilgeradeaus rein. Diese Information reicht eigentlich schon; man muss sie nicht am eigenen Leibe vermittels einer gut und gerne zehn Zentimeter langen Sauerstoffsonde demonstriert bekommen haben. Das Gleiche gilt im Übrigen für die so genannte hintere Rhinoskopie, bei der der Arzt einen Mundspatel und einen Spiegel einsetzt, um von hinter dem Zäpfchen aus retour ins Nasenloch zu schauen.

Da wenden wir uns lieber Unterhaltsamerem zu: erstens der Tatsache, dass Experten Rhinolalie (wörtlich übersetzt: Nasensprechen) sagen, wenn sie das Näseln meinen; und zweitens, dass der Drang zum Naseputzen vor hohen und höchsten Politikern nicht Halt macht. Besonders schön zu sehen war das bei einer Bundestagswahldebatte zwischen Helmut Schmidt, Hans-Dietrich Genscher, Helmut Kohl und Franz Josef Strauß am 2. Oktober 1980. Wahrscheinlich, weil ihm die etwas langatmigen Ausführungen des bayerischen Ministerpräsidenten nicht gefielen, begann der Bundeskanzler damals, sich zwischen zwei Mentholzigaretten in aller Seelenruhe ausgiebigst zu schnäuzen.

Dem politischen Gegner vor laufender Kamera so eine Nase zu drehen, das würde heute wohl keiner mehr machen.

Stuttgarter Zeitung vom 15.10.2002

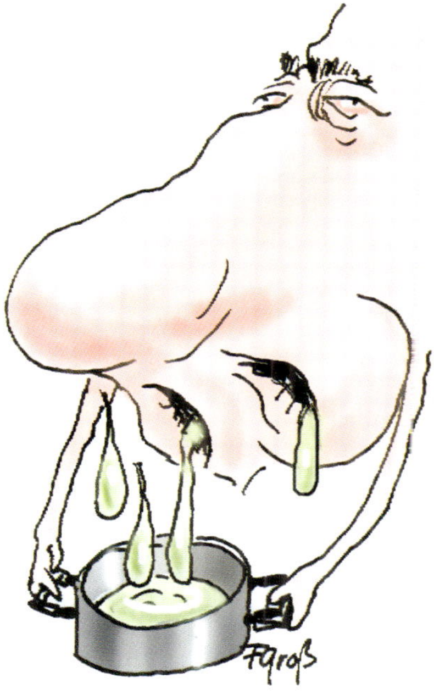
FGroß

Der Fuß

Eigentlich kann man derer zwei gut gebrauchen, zum Beispiel beim Laufen. Doch an dieser Stelle soll der Fuß an sich und überhaupt im Mittelpunkt stehen.

Nein, nichts hier vom Platt-, Hohl- oder Knickplattfuß – auch wenn der Letztere (fachsprachlich: *Pes planovalgus*) als Abdruck aussieht, als habe ein Grizzlybär nach erfolgreicher Krallenpediküre seine Spur hinterlassen. Nichts auch vom Fußpilz, der alles andere als ein angenehmer Geselle ist, vor allem wenn man ihn, über Jahrzehnte liebevoll gezüchtet und gehegt, im Hallenbad an Nachbarfüßen sieht.

Nein, das Positive am Fuß ist, dass man ihm und sich was Gutes tun kann. Die Wirkung der Fußreflexzonenmassage, sagt die Schulmedizin, sei zwar nicht nachgewiesen, dennoch sei ihre wohltuende Wirkung aufs Allgemeinbefinden unbestritten. Danke, danke, liebe Ärzte!

Für den Normalpatienten heißt das entweder: „Nutzt's nix, so schad's nix", oder er orientiert sich eben an Alternativen. Wobei man die Sache ja auch einfach selbst in die Hand nehmen kann. Mit dem Pressen und Massieren eines ganz bestimmten Punktes in der Mitte der Fußsohle kann man angeblich die Nierenfunktion stärken; zu finden ist die Stelle ganz einfach: Da, wo's weh tut, immer feste druff.

Und damit schließlich der Fuß nicht dauerhaft weh tut, sollte man beim Schuhkauf darauf achten, dass nichts quetscht und zwickt. Eine Binsenweisheit, klar. Nur dass sie früher, in der guten alten Zeit der Technikeuphorie, viel bequemer umzusetzen war: Bis Ende der 1960er Jahre standen in ausgewählten Schuhgeschäften monströse Röntgengeräte, mit denen Kundschaft und Personal in Echtzeit und in aller Ruhe nachschauen konnten, ob die Dinger auch von innen passten.

Das waren halt noch strahlende Zeiten!

Stuttgarter Zeitung vom 22.10.2002

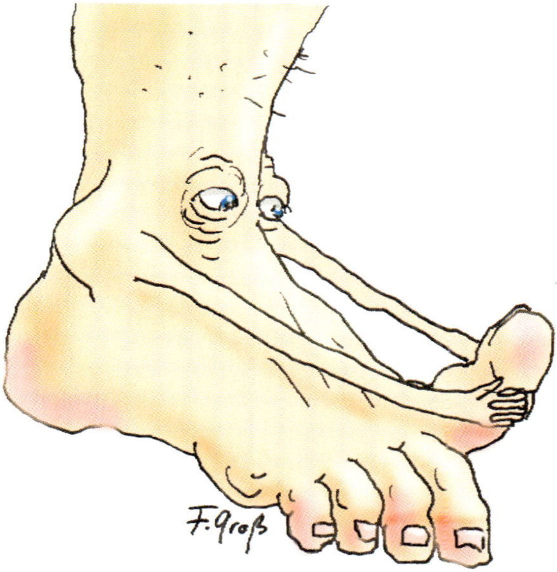
F. Groß

Die Nebennieren

Sie sind klein und bringen kaum Gewicht auf die Waage. Immerhin sagt der Name, wo sie im Körper zu finden sind, die Nebennieren.

Was tun, wenn der Chef mal wieder zornbebend vor einem steht, mit hochrotem Kopf, einer Pulsfrequenz von 180 und nur noch schreit, weil irgendetwas angeblich schief gelaufen sein soll? Die eine Möglichkeit: man stelle sich den Mann einfach im Nachthemd vor. Die andere: man vergegenwärtige sich, was zwei feine Teile tief drinnen in seinem Körper gerade treiben – die beiden Nebennieren.

Wie Häubchen sitzen diese *Glandulae suprarenales* oben auf den Nieren, die rechte von ihnen ist mehr dreieckig, die linke eher halbmondförmig. Was es nicht alles gibt. Je nachdem – die einschlägigen Quellen widersprechen sich da ein bisschen – wiegt so ein Organchen fünf oder auch acht bis zehn Gramm.

Die Nebenniere besteht aus zwei Teilen, der gelblich-braunen Rinde und dem rotbraunen Mark. Mehr als 40 verschiedene Hormone produziert die Rinde, aber im Blick auf den tobenden Chef viel interessanter ist in unserem Fall das Mark. Adrenalin pur schüttet es aus – bloß, weil der Mann sich offenbar geärgert hat.

Nichts gegen Adrenalin (das auf Deutsch so viel heißt wie „die Nebenniere betreffend"). Das ist ein sehr nützliches und sinnvolles Hormon. Das Erste übrigens, dessen synthetische Herstellung einst gelang und das als Suprarenin in keinem Notfallkoffer fehlen darf. Seither rufen Fernsehdoktoren auf der ganzen Welt immer zuerst nach einem Eimer „Supra", wenn sie einen Patienten reanimieren wollen. Und auch im echten Leben ist es das Mittelchen der Wahl, wenn der Kreislauf für immer Adieu sagen will. Feine Sache also.

Stuttgarter Zeitung vom 29.10.2002

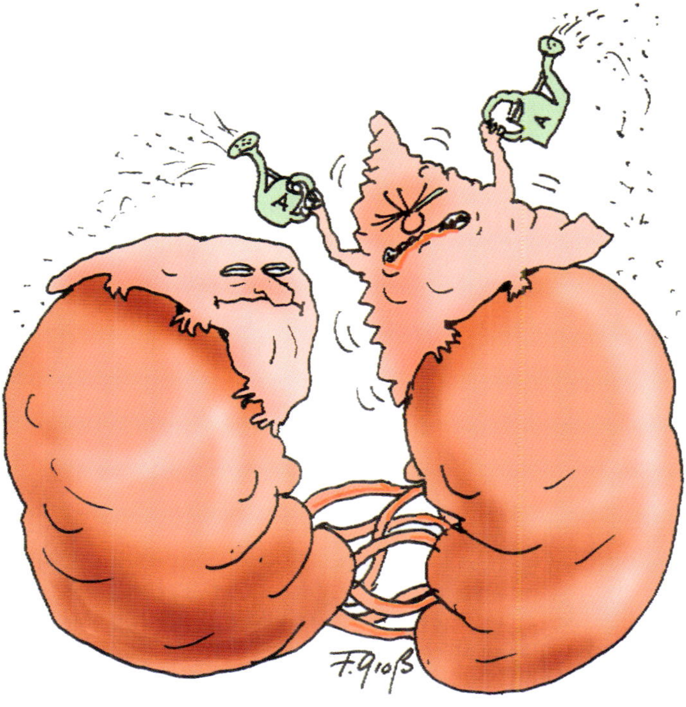

Der Daumen

Was macht den Menschen zum Menschen? Das große Gehirn? Der aufrechte Gang? Die Fähigkeit, bei Steuererklärungen zu lügen? Mag alles sein. Gewiss aber wären wir heute nicht da, wo wir sind, hätten wir nicht unsere Daumen, auch Pollex genannt.

Ein bisschen beschränkt müssen sie ja schon gewesen sein, die frühen Cembalisten, Clavichordmeister und Virginalvirtuosen. Da hatte ihnen der Herrgott fünf gesunde Finger an jeder Hand gegeben, aber zum Musizieren nahmen sie bis weit ins 18. Jahrhundert hinein nur die Zeige-, Mittel- und Ringfinger. Wahrscheinlich weiß keiner so recht, warum das so war. Erst mit Johann Sebastian Bach und seinem Sohn Carl Phillip Emanuel ging die faule Zeit der Außenfinger zu Ende – Zupacken war jetzt angesagt, evolutionsgeschichtlich sauspät zwar, aber nicht zu spät. Gut und gerne 150 000 Jahre hinkten die alten Klavierspieler damit der Evolution hinterher, denn Oktaven, Nonen und Dezimen hätte der *Homo sapiens* von Anfang an greifen können.

Im Gegensatz etwa zur kleinen Lucy vom Stamme *Australopithecus afarensis*. Denn ihr Daumen hatte vor mehr als drei Millionen Jahren noch lange nicht die feinen Eigenschaften eines Daumens von heute: Er konnte nicht frei rotieren, hatte keine nennenswerte Kraft und war vor allem nicht opponierbar zu allen anderen Fingern. Noch nicht einmal eine Nagelschere hätte Lucy bedienen können, um sich vor einem Rendezvous mit einem anderen Frühmenschen ein bisschen zu maniküren. Und das Männchen hätte auch nicht Däumchen drehend in der Savanne sitzen können, wenn es kurzerhand versetzt worden wäre.

Schon möglich, dass auch der heutige Mensch letztendlich nur ein Tier ist. Aber wenigstens eins, das theoretisch krakelfreie Briefe schreiben kann, mit einer einzigen Geste den Begriff „Geld“ darstellt sowie bei Bedarf schnell den Reißverschluss vom Hosenladen aufbekommt. Alles Kulturleistungen, die den Homo sapiens sapiens von seiner restlichen Verwandtschaft unterscheiden. Aber hätte er jemals seinem *Pollex* gedankt dafür?

Stuttgarter Zeitung vom 5.11.2002

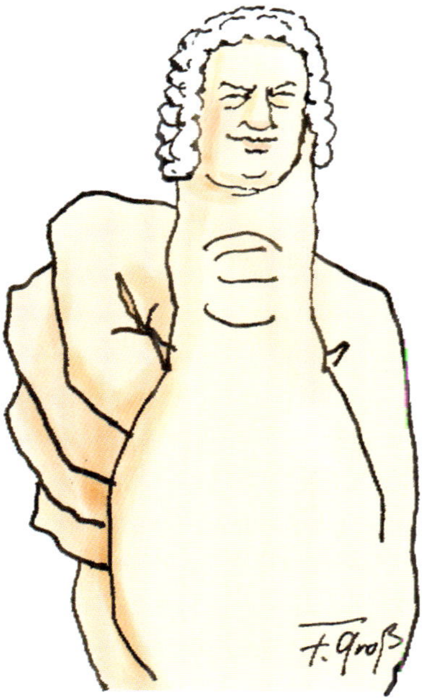
F. Groß

Das Schienbein

Es gibt anmutigere Körperteile, und kompliziertere. Aber wehe, man bekommt eins gegen das Schienbein – dass auf so einem stoß- und trittgefährdeten Körperteil auch so viele Nerven sitzen müssen!

Ein kurzes Stück über einen ziemlich langen Knochen. Menschen, die etwas davon verstehen, und solche, die einmal klinisch an diesem Teil behandelt worden sind, sagen aber nicht Schienbein, sondern *Tibia*. Das klingt vornehmer. Ein bisschen nach römischer Gutsherrin. „Man bade mich in Eselsmilch", rief die schöne Tibia ihrem treuen Sklaven Hallux Valgus zu. Oder so ähnlich. Aber wir schweifen ab.

Zwei Eigenschaften kommen dem gemeinen Schienbeinnutzer in den Sinn, wenn er an seine Tibia denkt.

Erstens: rund um sie herum gibt es viele, viele Nerven. Zweitens: sie hat keine Augen, die vor Gefahr warnen könnten. Beides merkt man spätestens, wenn man beim Großputz mal wieder an die Bettkante geknallt ist. Der im wahrsten Sinne der Wortes neuralgische Punkt dabei ist der Margo anterior, der scharfe Rand an der Vorderseite des Knochens.

Als wäre das nicht schlimm genug, kann die Tibia auch brechen. Oft reicht der Tritt eines einzigen Pferdes – und „wegen der geringen Weichteildeckung sind offene Frakturen nicht selten" (so der Pschyrembel). Bayerische Musikanten machen ihre rohen Späße damit:

„Vom Schienbein schaugt der Knochen raus / I glaub, der muss ins Krankenhaus" (so die Biermösl Blosn).

Stuttgarter Zeitung vom 12.11.2002

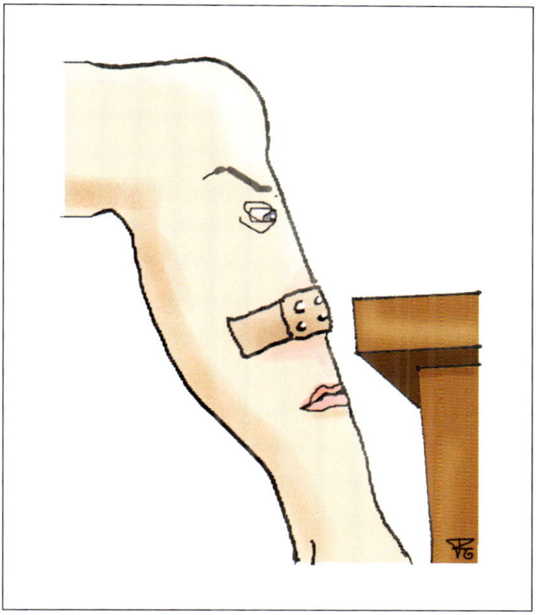

Das Auge (I)

Männer sollten diesen Text besonders aufmerksam lesen. Er könnte ihnen unter Umständen eine Menge Ärger ersparen. Denn Frauen sehen in manchen Bereichen einfach besser.

Es ist nicht gleich, das menschliche Auge. Mit den Frauen hat es die Natur einfach besser gemeint. O. k., nicht gerade, wenn es ums Einparken geht: Frauen können – keine Stammtischparole! – Entfernungen schlechter einschätzen. Genauso wahr ist aber auch, dass sie ein viel weiteres Gesichtsfeld haben und Details weitaus besser wahrnehmen: das fremde blonde Haar auf dem Geschäftsanzug, die versehentlich fallen gelassene Socke im Schlafzimmer, diese minimalen Veränderungen im Gesicht, wenn der Mann versucht zu schwindeln. Da hilft leider nur eins: bleibt sauber, Männer.

Denn wer wie die Frauen evolutionsbiologisch darauf getrimmt ist, eine Höhle sauber zu halten, kranken Babys an der Nase anzusehen, weshalb sie schreien und gleichzeitig darauf zu achten, dass keine Feinde sich anschleichen können, ist einem Mann meilenweit überlegen. Der muss ja eigentlich nur über große Distanzen hinweg ein Mammut ausmachen, das Vieh erlegen und nach der Mahlzeit stundenlang mit vollem Bauch ins Lagerfeuer starren. Was anderes hat er früher nicht gebraucht und deshalb auch nicht gelernt. Tja, und was Männchen nicht lernt ...

Wobei: ganz stier und stur ist selbst der Blick des Mannes nicht immer. Wenn er etwas Interessantes vor Augen hat, dann ist auch er durchaus in der Lage, dieses Objekt durch kleine ruckartige Augenbewegungen, so genannte Saccaden, abzutasten. Besonders schön lässt sich das etwa auf der Wiesn oder auf dem Wasen beobachten, wenn die tiefstdekolletierte Kellnerin das Bier herbeischleppt. Wie da die Männeraugen zucken! Von einer Maß zur andern!

Problematisch wird die Sache nur, wenn die Partnerin daneben sitzt. Während sie ungeniert und unbemerkt Lederhosen und Burschenwadeln hinterhersehen kann, sollte er in kritischen Momenten lieber auf die Tischplatte starren; sie würde ihn doch beim Schielen ertappen. Und im Übrigen sollten Männer froh sein, dass die Bergpredigt heute nicht mehr eins zu eins angewendet wird: „Wenn dich aber dein rechtes Auge zum Abfall führt“, steht in Matthäus 5,29, „so reiß es aus und wirf's von dir.“ Wir meinen: das sollte man eher als Gleichnis sehen.

Stuttgarter Zeitung vom 19.11.2002

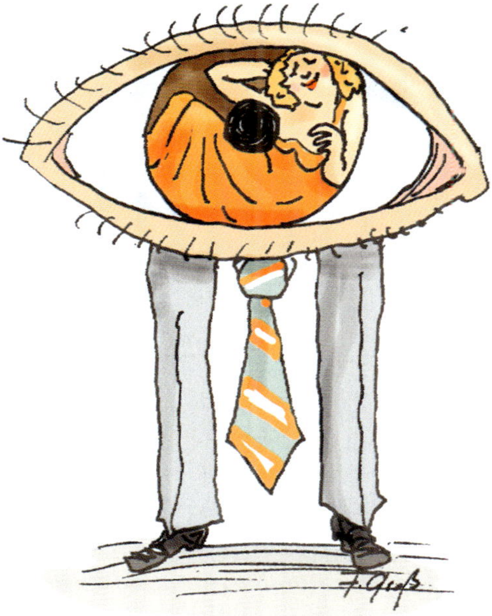

Das Auge (II)

Das menschliche Auge ist manchmal ein schöner Schlingel. Man sollte ihm und seinem ganzen neurologischen Apparat dahinter nicht unbedingt trauen.

Es geht ja schon los, wenn man die Lider schließt, weil man eigentlich gar nichts sehen will. Und was kommt dabei heraus? Nicht das gewünschte Nichts, sondern das so genannte Eigengrau: Lichtnebel, wandernde Pünktchen, bewegte Strukturen, je nachdem sogar farbige Muster oder regelrechte Szenerien. Und wenn man leicht aufs Auge drückt, tauchen weitere komische Erscheinungen auf: die Druckphosphene. Das sind die Verwandten der Migränephosphene, die man aber allerhöchstens Leuten wünscht, die einen gerade furchtbar geärgert haben. Sonst niemandem.

Bleiben wir also lieber beim Erfreulichen. Wie wär's mit einem romantischen Sonnenunter- oder Mondaufgang? Wenn die galaktischen Kugeln dick und rund über dem Horizont hängen und viel größer scheinen als normal? Diesen Eindruck verdanken wir auch unserem Auge, vielmehr: unserer optischen Datenverarbeitung. Mit Lupeneffekt oder Rotlichtverschiebung oder was immer als Erklärung angeführt werden mag, hat das nämlich nichts zu tun. Sondern mit dem Phänomen, dass wir das, was wir sehen, automatisch einordnen. Das funktioniert auch ganz prima, so lange wir in die Waagrechte blicken: ein Auto ist ein Auto ist ein Auto ist ein Auto. Egal, ob es fünf Meter entfernt steht oder 50. Dieselbe Kiste aber wird zum Spielzeug, wenn wir sie von einem 50 Meter hohen Turm herab betrachten. Die Abbildung auf der Netzhaut bleibt zwar genau gleich groß. Doch Otto Normalseher blickt in der Regel selten von oben nach unten. Piloten und Hochhausbauern geht es da besser: sie haben keinen Spielzeugeffekt, weil sie an diese Perspektive gewöhnt sind.

Wir haben eine ganz bestimmte Vorstellung von der Entfernung zu den Himmelskörpern, die in der Regel vergleichsfrei über unseren Köpfen stehen. Am Horizont dagegen setzen wir sie unweigerlich in Relation zu Bäumen, Hügeln oder Häusern, deren Größe wir kennen. Und weil uns das Gehirn vorgaukelt, Sonne oder Mond seien viel weiter weg als gewohnt, rechnet das Gehirn einen ordentlichen Vergrößerungsfaktor mit ein.

Wer's nicht glaubt, braucht einen besonders fetten Mond nur mal zu fotografieren (aber nicht schummeln und das Teleobjektiv nehmen). Er wird mit Sicherheit enttäuscht sein, da ist es aus mit der so genannten Mondillusion. Denn für Romantisches hat auch die teuerste Kameraoptik keine Ader. Was für ein Glück, dass wir Menschen sind und keine Apparate.

Stuttgarter Zeitung vom 3.12.2002

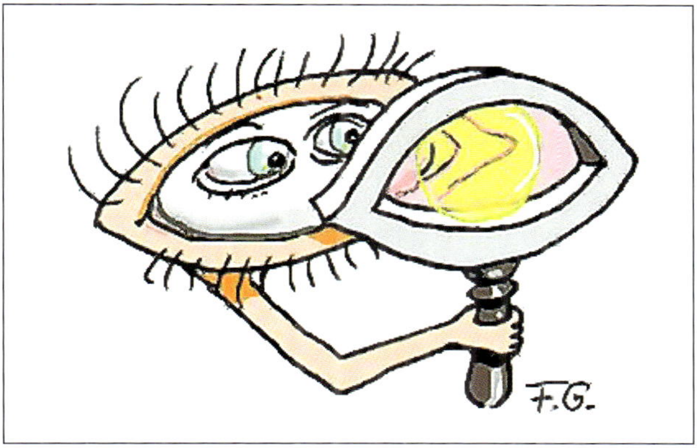
F.G.

Der Ischias

Herz, Kopf, Magen – alles kann einem wehtun. Aber käme jemand auf die Idee, diese Körperteile von vornherein madig zu machen? Der Ischias schmerzt auch hie und da – aber er hat gleich ein ernstes Imageproblem.

Es ist höchste Zeit, dass wir mal eine Lanze brechen für den Ischias. Denn was den Ruf dieses zwischen Lendenwirbelsäule und Fuß verlaufenden *Nervus ischiadicus* angeht, so ist er ein ziemlich lausiger. Für alles und jedes muss er als Sündenbock herhalten. Und das oft völlig zu Unrecht. Gemein.

Plötzliche Schmerzen an der Oberschenkelrückseite zu Beginn der großen Kehrwoche? Der Ischias. Ziehen im Kreuz nach dem Schleppen der Bierkästen vom Auto in den Keller? Der Ischias. Keine Lust, ins Büro zu gehen? Der Ischias.

Dabei würden alle, die immer so schnell auf den Ischias schimpfen, sich umschauen, wenn sie ihn nicht mehr hätten. Die Natur hat ihn ja nicht in unsere Körper eingebaut, damit wir uns über ihn ärgern, sondern damit vor allem der Unterschenkel mit Steuerbefehlen aus dem Hirn versorgt werden kann. Ohne Ischias könnte man nicht zu Hause hocken, die Beine übereinander schlagen und mit dem Fuß den Takt von Heinzelmännchens Wachparade mitwippen (nun gut, streng genommen wird auch fast niemand zu Heinzelmännchens Wachparade wippen wollen, aber es soll ja auch nur ein Beispiel sein).

Ohne Ischias könnte man auch nicht normal gehen, noch nicht einmal vom Fernseher zum Kühlschrank. Am Steppergang leiden Menschen, deren Ischiasnerv, aus welchen Gründen auch immer, die Wadenmuskulatur nicht mehr erreicht. Doch mit Fred Astaire und Ginger Rogers hat das, auch rein von der Ästhetik her, nicht viel zu tun.

Womit wir bei den Fällen wären, an denen der Ischias tatsächlich einmal schuld ist. Das passiert, wenn eine Bandscheibe zwischen den Rückenwirbeln ausgeleiert ist, ein Stück von ihr nach hinten wegrutscht und plötzlich an den Stellen auf die Nervenwurzeln drückt, an denen der Ischias seinen Anfang nimmt. Als Faustregel kann gelten: nur wenn die Beschwerden vom Lendenwirbelbereich über die Oberschenkelrückseite und die Wade hinabziehen bis in die Zehen, dann hat man tatsächlich den Ischias. Und nicht bloß einen pseudoradikulären Schmerz.

Stuttgarter Zeitung vom 17.12.2002

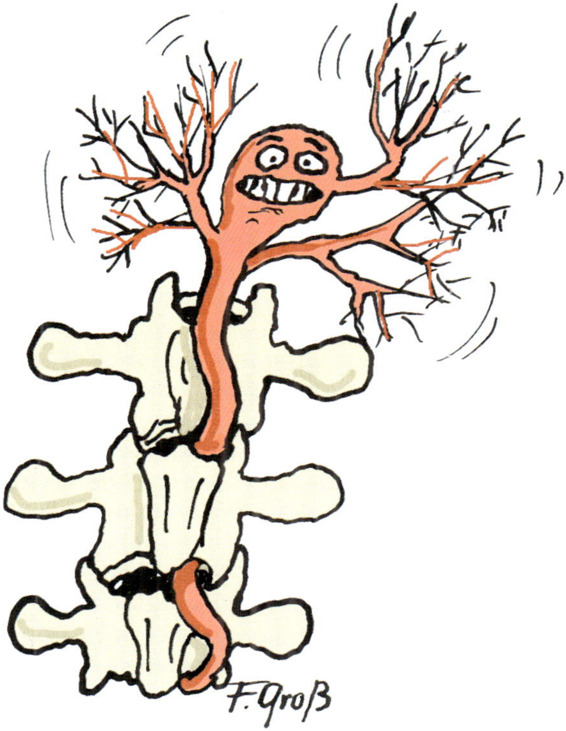
F. Groß

Der Magen

Das Christkind kommt – und mit ihm oft das Sodbrennen. Man sollte halt auch an Weihnachten nicht so viel in sich reinstopfen. Das hat der arme Magen nun wirklich nicht verdient.

Den Saumagen kennt, zumindest vom Hörensagen, jedes Kind. Weniger bekannt ist dagegen, dass es auch den Haken-, den Lang- und den Stierhornmagen gibt. Und diese drei Mitglieder der Familie *Ventriculus* oder auch *Gaster* – was wiederum nichts anderes als Magen heißt – stecken, so oder so, in uns Menschen drin. Die meisten von uns haben einen Hakenmagen (er sieht ein bisschen so aus wie die umgedrehte Silhouette eines Gartenzwergkopfes), zum Langmagen tendieren eher die Frauen (warum auch immer das so sein mag), und die charakteristische Stierhornform bekommt das Organ gern bei Anspannung der Bauchdecke.

Ventriculus dient dazu, die vorgekaute Nahrung („Nicht schlingen, Kinder!") chemisch zu zerkleinern. „Der Speisebrei", so steht's im Anatomiebuch, „wird im Magen bewegt und in Zeitabständen abtransportiert" (hoffentlich auch in die richtige Richtung). Eiweiß verdauende Enzyme sind am Werk, aktiviert von Salzsäure. Diese sorgt mit einem pH-Wert von 1,0 bis 1,5 auch dafür, dass Gans und Braten zwar nicht mehr ganz so appetitlich aussehen, aber dem Körper im weiteren Fortgang Nährstoffe liefern können. Und das ist – entwicklungsgeschichtlich gesehen – ja auch der Witz bei der Sache.

An Völlerei und Feiertagsstress hat die Natur bei der Erfindung des Verdauungssystems nicht gedacht. Also lieber nicht gleich alles ausreizen und den kompletten Hubraum von bis zu 2,4 Litern (manche Taxifahrer könnten bestimmt schwören, dass es auch 5-Liter-Aggregate gibt) ohne Sinn und Verstand zuschütten. Damit auch der Magen was vom Feste hat.

Stuttgarter Zeitung vom 24.12.2002

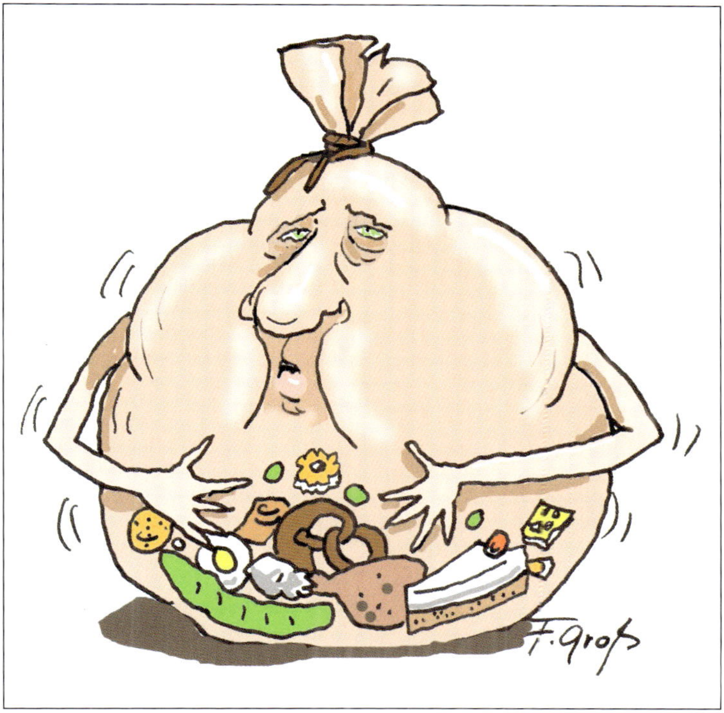
F. Groß

Der Gesäßmuskel

Der große Gesäßmuskel: früher hat er in der Pädagogik eine wichtige Rolle gespielt, und bis heute kann sein Anblick eine große Wirkung ausüben. Dabei ist der Musculus gluteus maximus mehr als nur Züchtigungsstelle und Blickfang.

Weil der Mensch ein Mensch und kein Affe ist, kann er sich nur schwer von Baum zu Baum hangeln und dabei auch noch Bananen fressen. Aber dafür hat *Homo sapiens* eine Fähigkeit, die dem Affen fehlt: den aufrechten Gang.

Viele sagen, das hänge mit dem Rückgrat zusammen. Doch weil viele offensichtlich auch ohne Rückgrat aufrecht umeinander gehen können, muss der Grund tiefer liegen. Genau: im verlängerten Rückgrat. *Musculus gluteus maximus*, gern auch „der große Gesäßmuskel" genannt, sorgt mit seiner Kraft zuverlässig dafür, dass wir beim Gehen und Stehen nicht das Gleichgewicht verlieren. Und an jeder Treppe, die wir hinaufsteigen, können wir uns ein bisschen freuen, dass wir keine Schimpansen sind.

Zwar spielen auch ein paar andere Muskelkollegen eine Rolle (so etwa der *M. gl. medius* und der *M. gl. minimus*), aber den Maximus zeichnet noch eine Sache aus: Er ist Dank seiner Größe hervorragend zur Aufnahme intramuskulärer Spritzen geeignet. Einfach vorbeugen und rein damit. Wenn der Herr Doktor dann flucht und sich mit einem Pflaster den Finger verbindet, dann weiß man gleich: „Aha, der *Musculus gluteus maximus* hat sich eine Idee zu schnell gespannt und meinen Körper zurück in die Vertikale schnellen lassen."

Stuttgarter Zeitung vom 31.12.2002

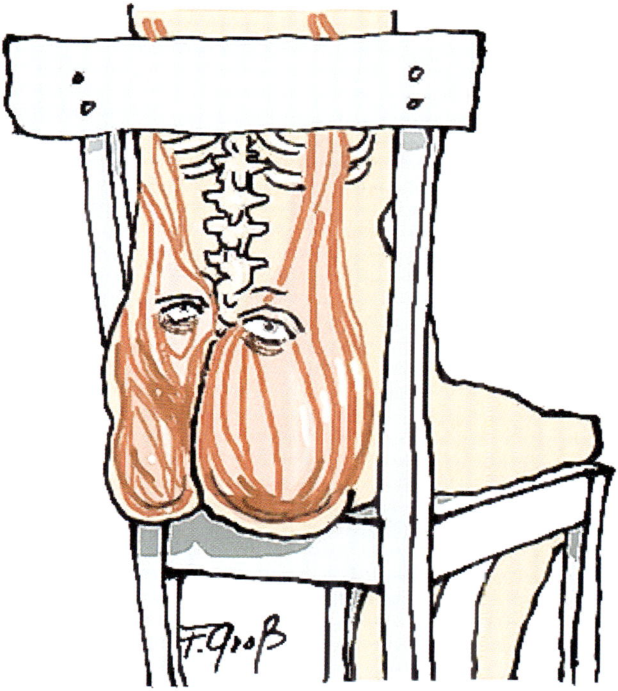
F. Groß

Das bochdaleksche Blumenkörbchen

Es gibt Sachen im menschlichen Körper, die werden schon allein durch ihren schönen Namen zum feinen Teil. Das bochdaleksche Blumenkörbchen gehört mit Sicherheit dazu.

Dieser Dr. Bochdalek muss ein fleißiger Mann gewesen sein. Dreiecke, Hernien und Zysten tragen den Namen des Prager Anatomen.

Doch so richtig berühmt dürfte er mit dem bochdalekschen Blumenkörbchen geworden sein, zumindest bei all den armen Medizinstudenten, die in der Anatomieprüfung gefragt werden, wo sich das „flower spray of Bochdalek“ (so der englische Name) denn eigentlich befinde.

Wohl dem Prüfling, der dann in den Tiefen seines Gedächtnisses kramen kann und erklärt, das gesuchte Körperteil stecke im Adergeflecht des 4. Ventrikels (also im Kleinhirn), rage dort durch die *Aperturae laterales* in die basale Brückenzisterne, sei so etwas wie ein Gefäßgewurschtel und produziere – wie ein paar andere Kleinteile auch – ein wenig von der Gehirnflüssigkeit Liquor (und in der Aufregung jetzt bloß nicht Likör sagen!).

Nun gut, ein klein bisschen wissenschaftlicher möchte der Vortrag schon sein, aber zur freundlichen Erinnerung an Vincent Alexander Bochdalek (1801 bis 1883) soll diese Information für hier und heute genügen.

Stuttgarter Zeitung vom 7.1.2003

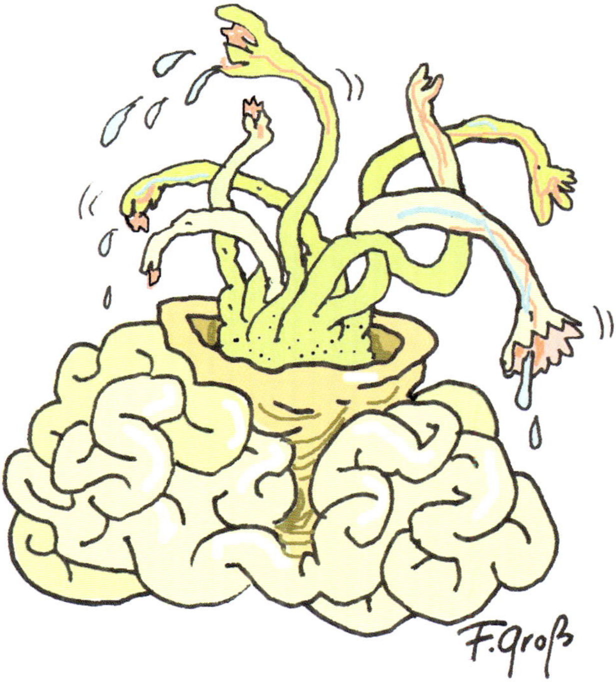
F.Groß

Die Haut

Schlangen und Spinnen haben es gut: Die können einfach ihre Haut wechseln, wenn die alte nicht mehr passt. Den Menschen bleibt diese Möglichkeit verwehrt – doch auch unsere Haut ist ein ganz feines Organ.

Wie viel auf eine Kuhhaut geht, mag sich jeder vorstellen, der ab und zu einen Western anschaut: in den Wohnzimmern der reichen Rancher hängen gerne die Felle von Rindern an der Wand.

Doch auch das menschliche *Integumentum commune* braucht sich rein flächenmäßig nicht zu verstecken: auf anderthalb bis zwei Quadratmeter Fläche bringt es das Organ im Regelfall, Prachtexemplare wie manche Schauspieler oder Politiker gäben bestimmt sogar noch mehr. Aber zum Glück würde sich keiner mit einem Menschenfell die gute Stube schmücken – es war ja auch eher zur Größenverdeutlichung gemeint.

Aus fünf Schichten besteht die Haut, die mehr ist als ein bloßer Sack. Einerseits schützt sie uns bis zu einem gewissen Grad vor Verletzungen, Verbrennungen und Vergiftungen, andererseits könnten wir manchmal geradewegs aus ihr herausfahren, weil sie unserer Umwelt Dinge mitteilt, die wir lieber verschweigen würden. Die Haut als Kommunikationsorgan: wer zum Erröten neigt oder wem sich beim Anblick bestimmter Menschen unweigerlich und deutlich sichtbar die Haare aufstellen, der weiß, wovon die Rede ist. Jede Schlange hat es da besser!

Und noch eine Eigenschaft macht die Haut in sozialer Hinsicht wenn nicht gerade liebens-, so doch bemerkenswert: Sie kann sich bei trockener Büroluft und beim Tragen von Kunststoffwäsche elektrostatisch aufladen. Spannungen von mehreren tausend Volt sind dabei möglich. Für Menschen mit empfindlicher Nase, deren Kollegen mit Naturfaser so wenig anfangen können wie mit Wasser und Seife, ist dieses Phänomen dann doppelt grausam. Müffeln und elektrische Schläge austeilen: wer wollte da nicht aus dem *Integumentum commune* fahren?

Stuttgarter Zeitung vom 14.1.2003

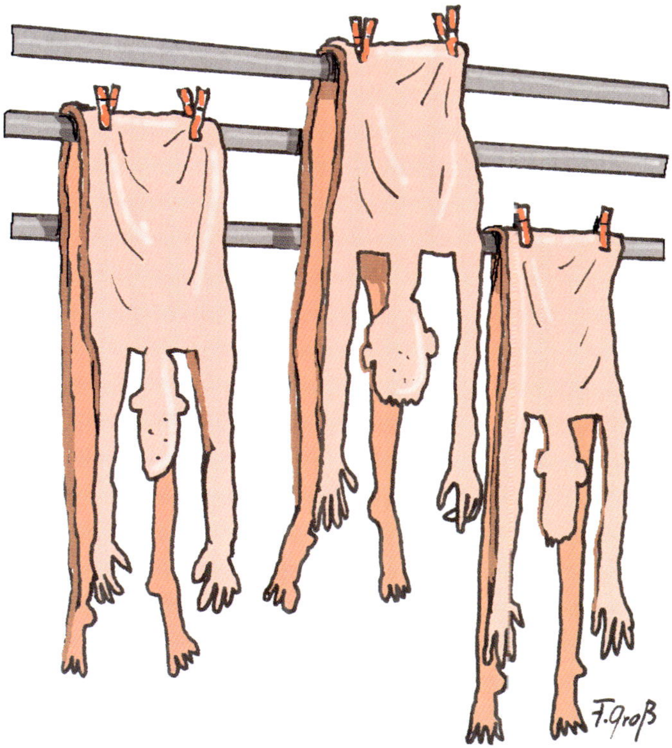
F. Groß

Die Muskulatur der Mimik

Ein bisschen Muskeltraining könnte nicht schaden. Wie wäre es für den Anfang mit dem Musculus zygomaticus major und dem M. risoris? Bloß vom M. depressor anguli oris sollte man Abstand nehmen. Der ist in der Regel schon viel zu stark.

Mit Sport haben die drei genannten Muskeln nichts zu tun. Sie sitzen im Gesicht und sorgen mit einem Dutzend Kollegen dafür, dass wir uns per Mimik äußern können. *Musculus zygomaticus major* zum Beispiel hebt den Mundwinkel nach oben. Richtig: er wird, wie auch der etwas weiter unten liegende *M. risorius*, Lachmuskel genannt. In Zeiten grassierender Muffligkeit kann dieser Teil des Gesichts nicht oft genug aktiviert werden. Manchmal hilft es schon, an einen Witz unter Niveau zu denken und vor sich hin zu grinsen – brauchen die andern ja nicht zu wissen, wie sehr man sich unter Niveau amüsieren kann. Und es dient ja schließlich einem guten Trainingszweck.

Wer gerade partout nicht lachen will, kann seinen *M. orbicularis oculi* kontrahieren. Zu Deutsch: er kneift die Augen zusammen, bis Krähenfüße entstehen. Das, so verspricht uns der Taschenatlas der Anatomie, werde als „zukunftsdenkend" gedeutet – was immer das sein mag. Oder man bewegt den *M. nasalis* so, dass er den Nasenflügel nach unten und hinten zieht und auch noch das Nasenloch verkleinert. Angeblich erweckt diese Übung den optischen Eindruck von „Verlangen, Begehren und Lüsternheit". Könnte das vielleicht schnell mal einer vormachen?

Kein Extratraining schließlich braucht der durchschnittliche Mitteleuropäer für den *M. depressor anguli oris*. Man könnte ihn auch Musculus straßenbahnensis oder Miesepampelhilfsorgan nennen. Mundwinkel auf Schulterhöhe sind sein Markenzeichen, und wenn er einmal von einer klugen Regierung verboten würde, wäre das auch kein Fehler.

Stuttgarter Zeitung vom 21.1.2003

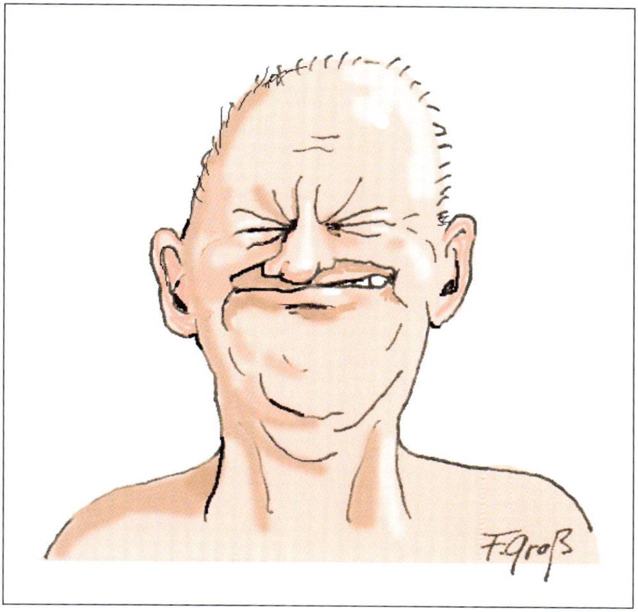
F. Groß

Die Milz

Jeder Mensch hat einen Spleen. Und wenn nicht, dann ist er arm dran. Denn Spleen (Engl.) oder Splen (Lat.) heißt nichts anderes als Milz.

Blaurot, weich, faustgroß und von der Form her so ähnlich wie eine Kaffeebohne sitzt die Milz hinten im linken Oberbauch, gleich unter dem Zwerchfell und führt dort ein ziemliches Mauerblümchendasein. Nie schafft sie es in die Premier League der Herzen, Magen und Lebern, allenfalls schale Zweizeiler (Milz! Pils! Haha!) werden auf ihre Kosten gereimt.

Dabei ist das 150 bis 200 Gramm schwere Organ ein echtes Multitalent (ob es allerdings für Gemütsverstimmungen und Milzlaunen, gar für echte Spleens verantwortlich ist, sei einmal dahingestellt).

Tatsache ist aber, dass die Milz das Immunsystem unterstützt, bei Erkrankungen des Knochenmarks Blut bildet und Stoffwechselprodukte aufnehmen kann. Nur die Blutspeicherfunktion, wie sie bei manchen Tieren vorkommt, die von jetzt auf nachher schnell viel Energie brauchen, spielt beim Menschen keine nennenswerte Rolle.

Und am Seitenstechen dürfte *Splen*, anders lautenden Gerüchten zum Trotz, auch unschuldig sein. Denn auch Menschen, die gar keine Milz mehr haben, können bei plötzlicher Anstrengung darunter leiden. Die heute üblichen Verdächtigen sind eher der Magen (dessen Erschütterungen beim Laufen möglicherweise feine Haarrisse im Bindegewebe auslösen) oder das Zwerchfell (das bei falscher Atemtechnik und schwacher Muskulatur krampfen kann). Tschuldigung, Milz!

Stuttgarter Zeitung vom 11.2.2003

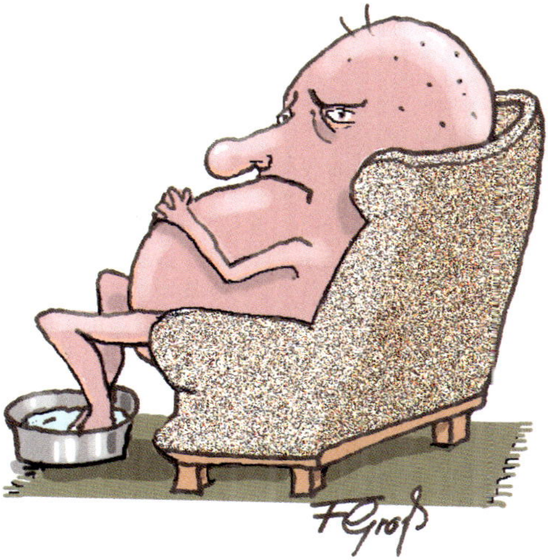
FGroß

Der Ellbogen

Fürs Fortkommen nutzt der Mensch nicht nur Füße und Beine, sondern manchmal auch einen Teil seiner oberen Extremitäten: den Ellbogen.

Was täten Rekruten auch ohne dieses Körperteil? Sie müssten auf Kinn und Kehlkopf durch die Matschbahn robben und trügen dazu noch das Gewehr zwischen den Zähnen – hätten sie nicht ihre Ellbogen zum Aufstützen. Denn das haben die Soldatenausbilder längst erkannt: *Cubitus* eignet sich zur Fortbewegung. Wenn auch nicht jeder unbedingt freiwillig auf ihn niedergehen möchte. Und das reichlich vorhandene Fettgewebe im Ellbogengelenk (*Articulatio cubiti*) mag zwar bei extremen Bewegungen die Energie etwas bremsen. Bei Schlammkastenspielen während der Grundausbildung bringt es aber keine nennenswerte Linderung.

Weniger für Anatomen und Orthopäden als vielmehr für Psychologen und Mitmenschen interessant ist ein Namensvetter des Ellbogens, der aber ebenfalls mit dem individuellen Fortkommen zu tun hat: Die Rede ist vom so genannten ethischen Ellbogen. Ehrgeiz, Karrierebewusstsein und katzenfreundliches Wesen zeichnen seinen Träger aus. In der Regel kriegt man von diesem *Cubitus pseudosanctus* erst dann was mit, wenn es – Zack! – schon viel zu spät ist. Hier ein scheinheiliges Lächeln, dort die kleine Intrige, hier ein heimliches Vordrängeln, dort die gezielte Indiskretion – Ellbogenchecks dieser Art können ganz schön schmerzhaft sein. Zumal Außenstehende in der Regel rein gar nichts von ihnen bemerken. „Was hast du bloß?", heißt es dann immer, „der ist doch sooo nett."

Stuttgarter Zeitung vom 18.02.2003

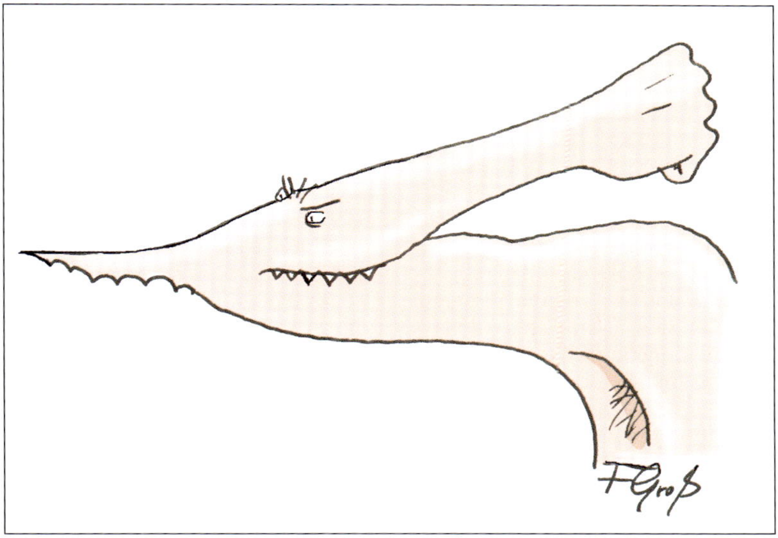
FGroß

Die Tränenorgane

Man braucht nicht Meldungen über die Gesundheitsreform zu lesen, um eins auf die Tränendrüse gedrückt zu kriegen. Doch wo gehen eigentlich die vielen ungeweinten Tränen hin?

Das so genannte Krokodilstränenphänomen, das ist nicht etwa eine Berufskrankheit reformgebeutelter Ärzte und Apotheker. Sondern eine ziemlich unangenehme Geschichte: bei verletzungsbedingten Gesichtslähmungen kann es passieren, dass im Heilungsprozess etwas schief läuft und regenerierte Nervenfasern in die Tränendrüse statt in die Ohrspeicheldrüse einwachsen. Fatale Folge: bei jedem auch noch so guten Essen bleibt der Mund auf der betroffenen Gesichtsseite ziemlich trocken, dafür kullern die Tränen wie in einer Hollywood-Schnulze.

Etwa so groß wie eine Haselnuss ist die Tränendrüse (*Glandula lacrimalis*), die am oberen, äußeren Rand der Augenhöhle sitzt. Immerzu – also nicht nur, wenn frische Zwiebeln zu schneiden sind – sondert sie Tränenflüssigkeit ab, eine klare und, wie jeder weiß, leicht salzig schmeckende Flüssigkeit. Tränen sind nicht nur der Betriebsstoff für die körpereigene Scheibenwaschanlage, sondern sie machen dank Lysozym auch herumschwirrenden Bakterien den Garaus.

Und wer sich nun schon immer gefragt hat, weshalb das Auge im Alltag stets feucht ist und trotzdem keine Träne fließt, der lese hier und heute von den *Puncta lacrimalia*, die in die *Canaliculi lacrimales* führen. Auf Deutsch: die winzigen punktförmigen Löcher an den Innenseiten der Lider sind die Anfangspunkte der Tränenkanälchen, durch die die Flüssigkeit via Tränensack (*Saccus lacrimalis*, vgl. auch Horst „Derrick" Tappert) in den unteren Nasengang abfließt – ganz ohne dass man weinen müsste.

Stuttgarter Zeitung vom 25.2.2003

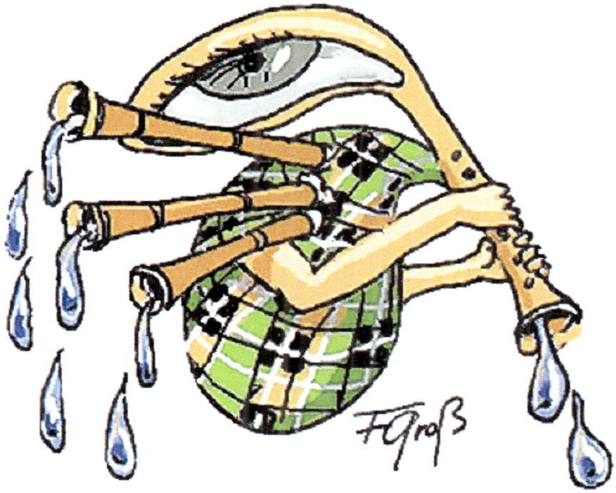
FGroß

Die Zunge

Kleine Kinder lieben ihre Zunge. Mit ihr können sie nicht nur Unmengen Eis lecken, sondern auch so schön frech sein: „Bääääh!“ Und: im Vergleich zu den Alten haben Kinder einen viel besseren Geschmackssinn.

Die Zunge (lateinisch *Lingua*) ist ein regelrechtes Multifunktionsorgan – nicht nur, was die kleine Beleidigung zwischendurch betrifft, sondern auch was das Kauen, Saugen, Schmecken, Tasten und Sprechen angeht. Längs und quer verlaufende Muskelfasern sorgen dafür, dass sie sehr beweglich ist. Manche können sie sogar zu einem „U“ formen, was andere, denen dieses Vermögen fehlt, oft neidisch macht. Auf jeden Fall erreicht die Zunge jeden beliebigen Punkt in den Zahnreihen. Das ist aber nur dann richtig lustig, wenn das Gebiss auch in Ordnung ist. Denn im Falle eines Loches schlagen die vielen Tastnerven – sie sind sogar noch empfindlicher als die der Fingerspitzen! – sofort Alarm und übertreiben dabei maßlos die Größe des Schadens. Dennoch sollte man auf die Signale hören und den Zahnarzt in den Mund schauen lassen.

Vier verschiedene Arten von so genannten Papillen mit insgesamt 9000 Geschmacksknospen bevölkern die Zungenoberfläche, damit der Mensch süß, salzig, sauer und bitter wahrnehmen kann. In diesem Zusammenhang zeigt sich wieder einmal, dass die Natur ihr Handwerk im Großen und Ganzen zwar versteht, aber nun einmal nicht hellsehen kann. Sonst hätte sie nicht nur die fürs Bittere und damit für alle möglichen Gifte zuständigen hinteren Papillen 10 000-mal sensibler als die andern gemacht, sondern auch die Kollegen ganz vorne an der Spitze: Dann nämlich hätte der Mensch von sehr viel weniger Zucker sehr viel mehr Geschmack im Mund – und die Zunge brauchte logischerweise nicht so oft auf die Suche nach hohlen Zähnen zu gehen.

Apropos Schmerz: unter der Zunge verbirgt sich eines der empfindlichsten Körperteile. Das Zungenbändchen (*Frenulum linguae*) verbindet den Zungenkörper mit dem Mundboden. Allein die Vorstellung, es könnte reißen, reicht in der Regel für eine mittelschwere Gänsehaut.

Stuttgarter Zeitung vom 4.3.2003

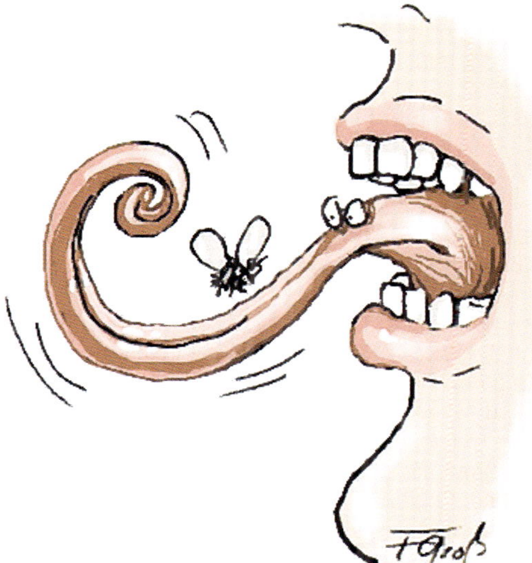

Der Blinddarm

Pflanzenfresser brauchen ihn zur Verdauung, Menschen nicht. Und wenn da was entzündet ist, wird er eben nicht rausoperiert: der Blinddarm.

Hasen essen ihr Essen zweimal, und zwar (damit die Tiere jetzt nicht über Gebühr in Misskredit kommen) beidesmal vorwärts. Beim ersten Gang lassen sie die Nahrung in ihrem gigantischen Blinddarm ruhen und dabei mit Vitaminen anreichern. Dann geht es nach draußen und dann wieder, nun zur vollständigen Verwertung, nach drinnen.

Wie gut, dass wir keine Hasen sind, schon des zusätzlichen Zeitaufwands für Zahn- und Mundpflege wegen. Außerdem ist das menschliche *Caecum* (man kann auch sagen: Zäkum) mit seinen gerade einmal sechs, acht Zentimetern Länge viel zu klein, als dass nennenswert viele B-Vitamine drin Platz hätten.

Wie ein kleines Säckchen befindet sich der Blinddarm unter dem Übergang vom Dünn- in den Dickdarm. Und damit er nicht ganz unnütz dort herumhängt, ist seine Schleimhaut angefüllt mit Lymphfollikeln, die ihrerseits zum Immunsystem gehören. Was nun das Teil angeht, das man bei Entzündung gemeinhin als „Blinddarm" herausschneidet, so handelt es sich dabei um den 2 bis 20 Zentimeter langen Wurmfortsatz (*Appendix vermiformis*), über dessen Erscheinungsbild wohl nichts weiter gesagt werden muss. Nomen est omen, oder so.

In 65,28 Prozent aller Fälle ist der „Wurm" hinterm *Caecum* hochgeschlagen, in 31,01 Prozent hängt er nach vorne ins kleine Becken, in 2,26 Prozent verbirgt er sich waagrecht hinter dem Blinddarm, in 1,0 Prozent vor und in 0,4 Prozent hinter dem Dünndarmende. Was doch nicht alles untersucht und in Zahlen gefasst wird!

Zum Schluss noch ein ernstes Wort, vor allem an sehr junge Leser: das mit dem Kirschkern, der eine ausgesprochen schmerzhafte Appendizitis auslösen kann, ist kein Ammenmärchen. Wir wiederholen: kein Ammenmärchen. Denn wenn ein Kern oder ein anderer Festkörper sich in dem Wurmfortsatz festsetzt und dadurch die Blutversorgung blockiert wird, dann kann es durchaus zu einer Entzündung kommen. Das tut dann ziemlich weh, und der Wurm muss raus. Der Blinddarm aber bleibt – das ist versprochen! – drinne.

Stuttgarter Zeitung vom 11.3.2003

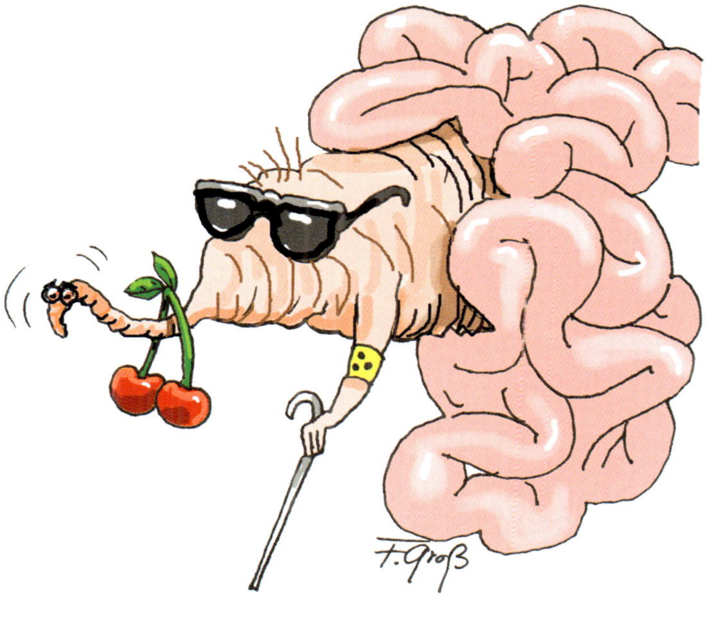
F. Groß

Das Steißbein

Zum Kuckuck aber auch! Da gibt es ein Körperteil, das nun wirklich niemand mehr braucht und das vor allem Frauen ganz schön wehtun kann: das Steiß- oder auch Kuckucksbein.

Os coccygis heißt wörtlich übersetzt Kuckucksknochen und befindet sich da, wo wir Menschen vor langer, langer Zeit einmal einen Schwanz hatten. Den haben wir im Laufe der Evolution abgelegt, weil wir nicht mehr von Ast zu Ast springen mussten und weil sich sonst die heutigen Konfektionsgrößen der Textilindustrie noch um einen Tick komplizierter gestalten würden. Was blieb, ist das Steißbein, das aus drei, vier Wirbeln entstanden ist.

Woher dieses Teil seine Bezeichnung hat, weiß nun wirklich der Kuckuck – zur Ablenkung von dieser Fragestellung sei aber darauf verwiesen, dass der Vogel in allen möglichen Sprachen einen onomatopoetischen Namen trägt:

Vom altgriechischen *Kókkux* übers lateinische *Cuculus* bis zum französischen *Coucou*, englischen *Cuckoo* und niederländischen *Koekoe*. Kaum zu glauben, dass er früher in Deutschland schlicht Gauch hieß.

Unangenehm am Steißbein ist der Umstand, dass es mitunter sehr wehtun kann. Nicht nur, wenn man als Kind die Herrschaft über seine Inliner verliert und auf den Hintern fällt, sondern auch einfach so, wenn größere oder kleinere Verletzungen, Operationen oder Neuralgien zur so genannten Kokzygodynie führen. Dieser Schmerzzustand – übersetzt heißt er so viel wie Kuckucksqual – trifft in erster Linie Frauen. Liegt seine Ursache im langen Sitzen begründet, so trägt er im Englischen einen putzigen Namen: Television bottom.

Man sollte halt – zum Kuckuck – nicht so lange fernsehen.

Stuttgarter Zeitung vom 18.3.2003

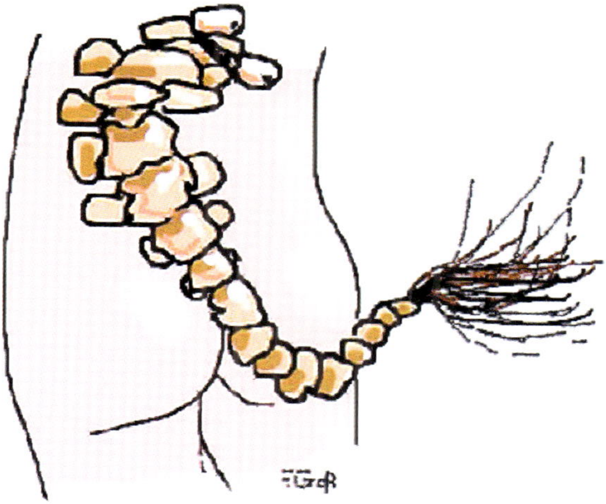

Die Namenlosen

Es gibt den großen Zeh (Hallux) und den kleinen Zeh. Doch dazwischen herrscht begriffliche Sprachlosigkeit – ein kleiner Skandal, wie wir meinen.

Für alle möglichen und unmöglichen Körperteile gibt es Namen (siehe zum Beispiel das „bochdaleksche Blumenkörbchen"). Aber die jeweils in *Phalanx proximalis*, *Phalanx media* und *Phalanx distalis* gegliederten Zehen neben dem dicken sind bedauerlicherweise leer ausgegangen. Und der lexikalische Begriff „Mittelzeh" ist nicht viel mehr als eine verschämte sprachliche Krücke.

Dabei wären wir Menschen ohne unsere fünf Zehen arm dran. Nicht nur, weil es sonst kein „Zehensaugen" gäbe, wie es der Pschyrembel Sexualität in nüchternem Vollständigkeitsstreben vermerkt („sexol. Bezeichnung für Mund-Zehen-Kontakt mit Saugen an den Zehen von Partnerin od. Partner z. B. beim Vorspiel"), sondern weil unser Gleichgewicht beim Gehen, Stehen und Springen empfindlich darunter litte. Schlimm genug, dass wir die natürliche Greiffähigkeit dieser feinen Teile systematisch verkümmern lassen.

Aus diesem Grund wäre es nur recht und billig, wenn wir die drei Namenlosen endlich auch begrifflich ehrten. Bloß wie? Sem, Ham und Japhet sind ja schon anderweitig belegt, Tick, Trick und Track ebenso. Hat vielleicht irgendjemand ein paar gute Vorschläge?

*

Hilfe kam dann von Ilse Koch aus Hildrizhausen: „Wie wäre es mit Na – So – Was oder Ene – Mene – Mu?" Auch Gerhard Wolf aus Haslach wusste Rat: „In unserer Familie haben die Fußzehen schon lange einen Namen, da diese Frage vor 30 Jahren unsere Kinder und uns beschäftigte. Wir haben sie wie folgt getauft: der große Zeh, der Renn, der Lauf, der Dapp und der kleine Zeh." Dankeschön!

Stuttgarter Zeitung vom 25.3.2003

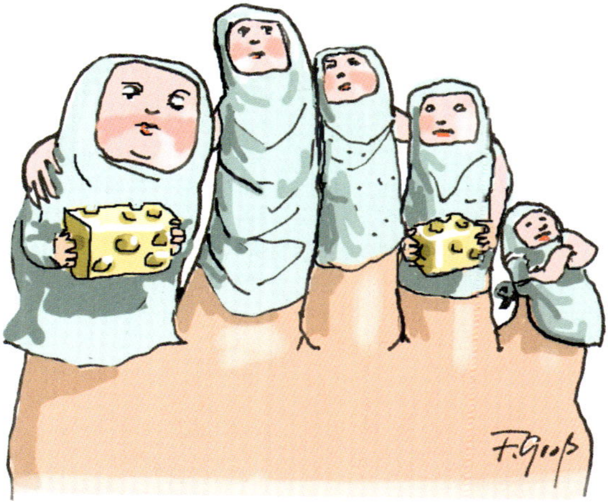

Die Zirbeldrüse

Irgendwo müssen Körper und Geist ja eine Verbindungsstelle haben, sagte sich vor 350 Jahren René Descartes. Und tippte mal auf die Zirbeldrüse.

Dafür, dass er die Welt doch so absolut mechanistisch sah, ist es fast ein bisschen erstaunlich, dass Descartes eine Verbindung zwischen Körper und Geist wenigstens für möglich hielt. Fast verschämt ortete der Philosoph diesen Punkt in der Zirbeldrüse – einem gerade einmal zwölf Millimeter langen, kiefernzapfenförmigen Körperteilchen (daher sowohl der deutsche Name als auch der Fachbegriff *Corpus pineale*), das verborgen zwischen den Großhirnhemisphären sitzt und dreieinhalb Jahrhunderte später fast zu einem Modeorgan werden sollte. Stichwort: Melatonin.

Dieses Hormon wird in der Zirbeldrüse gebildet. Es wirkt nicht nur auf die Genitalorgane (weshalb eine Zirbeldrüsenunterfunktion eine verfrühte Pubertät bewirken kann), sondern unter anderem auch auf die Nebennieren, die Schilddrüse und die Muskeln.

Die Zirbeldrüse oder auch Epiphyse ist ein nachtaktives Organ: In Abhängigkeit vom tagsüber genossenen Licht schüttet sie Melatonin aus, das nicht nur schläfrig macht, sondern auch dem Wohlbefinden sehr zuträglich ist – so zuträglich, dass Amerikaner das Zeug im Supermarkt kaufen und gegen Depression und Alterung einwerfen. Zu Risiken und Nebenwirkungen fragen die nicht einmal ihren Kaufmann. Seriöse Wissenschaftler sehen derlei Schrotschusstherapien mit Skepsis.

Stuttgarter Zeitung vom 1.4.2003

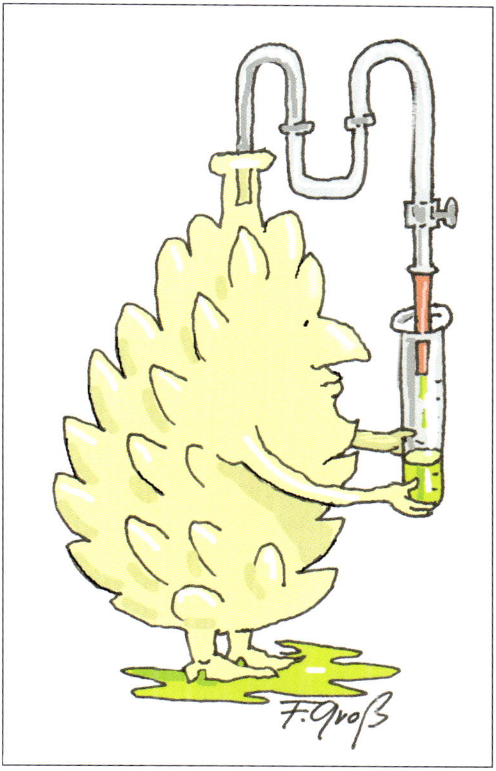
F. Groß

Die Lunge

Sauerstoff rein, Kohlendioxid raus: die Lunge rangiert in der ewigen Tabelle lebenswichtiger Organe auf einem der vorderen Plätze. Doch manche Menschen (Raucher) danken es ihr schlecht.

In jugendlichem Alter blassrosa, später dann schiefergrau gefleckt und bei starken Rauchern gern auch rabenschwarz, das ist die Lunge oder auch *Pulmo*, von der jeder gesunde Mensch zwei Flügel besitzt. Mindestens 10 000 Liter Luft atmet ein Erwachsener im Laufe eines Tages ein und aus, dabei fließen um die 7000 Liter Blut durch die insgesamt gut 13 Kilometer langen Kapillaren des Organs.

Der tiefere Sinn des ganzen Aufwands liegt im Gasaustausch begründet: In den so genannten Alveolen sitzen die winzig kleinen, nur unter dem Elektronenmikroskop erkennbaren Blut-Luft-Schranken, durch die Sauerstoff hinein- und Kohlendioxid hinausgelangt. Als wäre das nicht genug, hat die Lunge auch noch einen nicht ganz unwichtigen Nebenjob: Sie spielt in der Regulierung des Wasser- und des Wärmehaushalts eine Rolle.

Bei alledem ist die Lunge noch leicht und locker: sie schwimmt sogar im Wasser. Allerdings muss ihr Besitzer dafür mindestens einmal tief Luft geholt haben – Babys erledigen das nach luftlosen neun Monaten im Mutterleib bekanntlich mit kräftigem Schreien.

Ein kleines Stückchen Fernsehgeschichte schließlich hat der *Pulmo* in Edgar Reitz' Elfteiler „Heimat“ geschrieben. Unvergessen die alte Frau Simon, die ihren kränklichen Sohn bei jeder passenden und unpassenden Gelegenheit mahnte: „Eduard, dei Lung!“

Stuttgarter Zeitung vom 29.4.2003

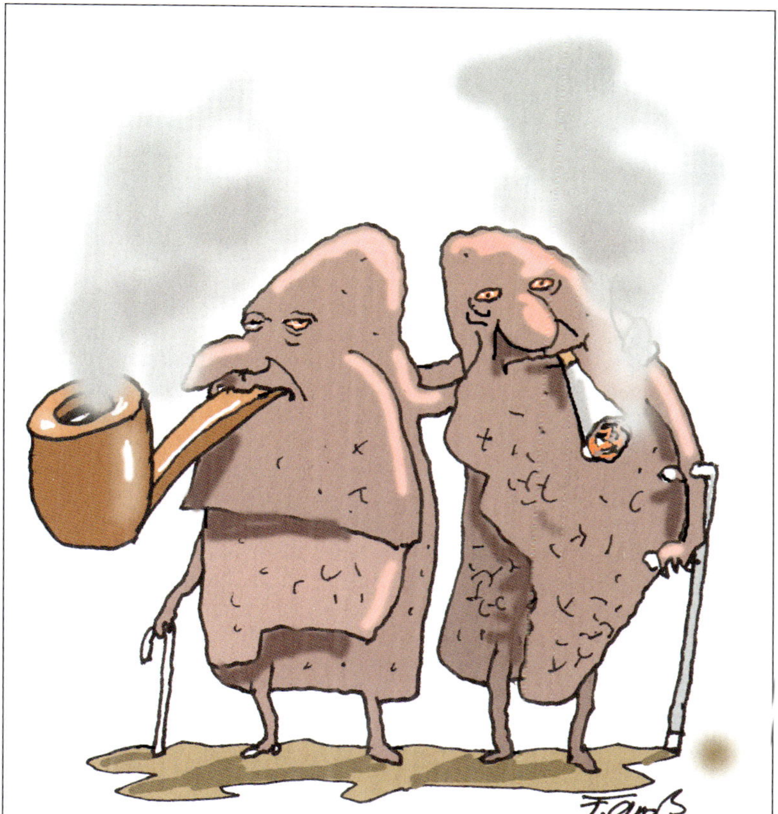

Die Speiseröhre

Wenn's ums Schlucken geht, dann steht die Speiseröhre da wie eine Eins. Doch man sollte nicht den Fehler machen, diesen Körperteil – unter Fachleuten trägt er den schönen Namen Oesophagus – zu überlasten.

Das wird jetzt viele Leute vielleicht überraschen, aber nach manchen Lesarten beginnt der Darmtrakt gleich hinter den Zähnen. Denn die Speiseröhre gehört streng genommen zu jenem Bereich des Körpers, der mit der Verdauung zu tun hat.

Der beim Erwachsenen um die 30 Zentimeter lange und bis zu dreieinhalb Zentimeter weit dehnbare Muskelschlauch hat in erster Linie die Aufgabe, Essen und Trinken zum Magen zu befördern. Weil das in so genannten peristaltischen Wellen vor sich geht, kann man theoretisch auch im Handstand Nahrung aller Art und Konsistenz zu sich nehmen – wobei zu bestimmten Flüssigkeiten noch ein paar ernste Worte zu sagen sein werden.

Eine Besonderheit der Speiseröhre ist, dass sie nicht nur glatte Muskulatur aufweist (die also vom Willen nicht beeinflusst werden kann), sondern zu zwei Dritteln auch quer gestreifte. Das heißt: immer wenn wir schlucken, setzen wir damit willentlich die *Tunica muscularis* in Gang. Flüssigkeiten schießen dann – wen wundert es – sehr zügig durch: nach einer Sekunde sind sie im Magen, breiige Nahrung braucht fünfmal so lang und feste Partikel können durchaus zehn Sekunden unterwegs sein. Erst wenn diese Zeit deutlich überschritten wird (zum Beispiel bei grätigen Fischgerichten), sollte ein Fachmann (zum Beispiel ein Arzt) hinzugezogen werden. Ein weiterer Job der Speiseröhre ist es, sich nach oben (proximal) und nach unten (distal) zu verschließen – damit nicht hin und her fließt, was nicht hin und her fließen soll.

Womit wir ums Stichwort Flüssiges nicht mehr herumkommen: Wenn man über einen längeren Zeitraum mit großer Ausdauer und im Unverstand Alkohol in sich hineinschüttet, kann das bekanntlich zur Leberzirrhose führen. Eine Begleiterscheinung dieser Krankheit ist, dass der venöse Blutfluss des Organs gestört wird – es bildet sich ein so genannter Kollateralkreislauf in Form von Krampfadern an der Speiseröhre. Ästhetisch mögen diese Ösophagusvarizen ja kein Problem sein (es sei denn etwas später als Medusenhaupt auf dem Oberbauch), aber medizinisch wird es bei diesem Zustand schon ziemlich eng. Denn wenn die Dinger erst mal aufplatzen und losbluten, dann sieht es wirklich zappenduster aus.

Stuttgarter Zeitung vom 6.5.2003

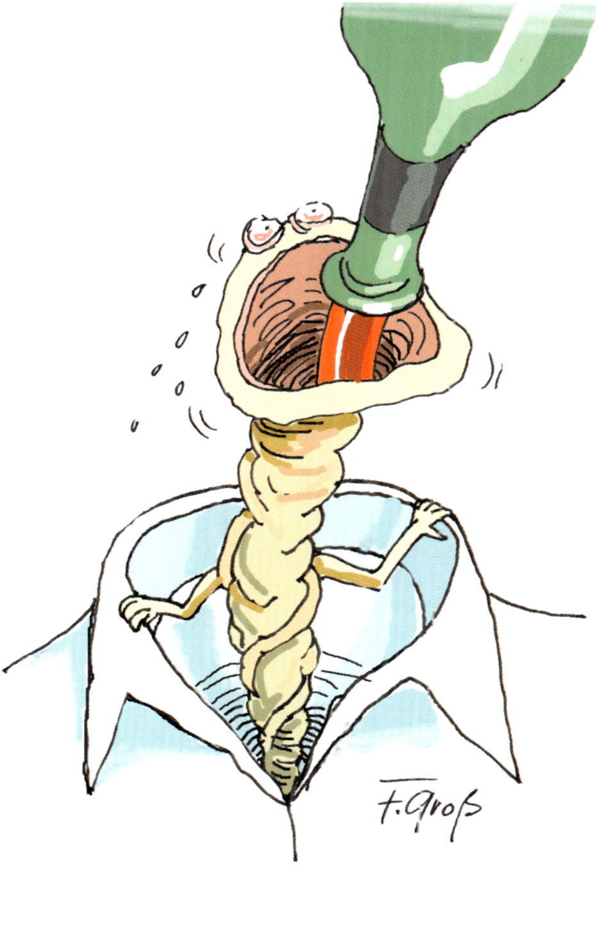
F. Groß

Die Schweißdrüse

Manche Menschen würden Schweißdrüsen ja am liebsten verbieten – in erster Linie natürlich die von ihren Mitmenschen. Dabei müssten wir ohne unsere Glandulae sudoriferae bei Hitze hecheln wie die Hunde.

Die Ainus im Norden Japans haben nur recht wenige Schweißdrüsen (so etwa 1,4 Millionen), Filipinos kommen locker auf 2,8 Millionen, und der durchschnittliche Mitteleuropäer liegt mit zwei Millionen irgendwo dazwischen. Ein bis zwei Liter Schweiß sondert der Mensch im Laufe eines Tages aus den 0,4 Millimeter dicken Drüsen ab, bei großer körperlicher Belastung können es auch gut und gerne anderthalb Liter pro Stunde sein – alles im Dienste der Temperaturregelung, nicht um andere Leute zu ärgern. Denn das Problem des zum allergrößten Teil aus Wasser bestehenden Cocktails sind Bestandteile wie Harnstoff (immerhin 1,180 Gramm pro Liter), Phosphor (0,240 g/l) und Milchsäure (0,616 g/l), die bei Zersetzung zu müffeln anfangen.

An dieser Stelle sei ein kleiner Exkurs gestattet: zwei Prozent der Menschheit können auf Grund partieller Anosmie, einer angeborenen Geruchsblindheit, den Schweiß gar nicht wahrnehmen. Sieben Prozent ergeht es so mit Fisch und Moschus, 20 Prozent mit Sperma und 36 mit Malz. Erschreckenden 40 Prozent der Leute schließlich steigt niemals Urin in die Nase – man weiß nicht, wen man mehr bedauern soll: die Erkrankten oder ihre Mitmenschen.

Doch zurück zu unseren Schweißdrüsen: Am wenigsten besitzen wir auf dem Rücken (es sind gerade 55 pro Quadratzentimeter), am meisten auf den Fußsohlen (350 bis 400) und an den Handtellern (375 bis 425). Wer jemals auch nur ein bisschen an Prüfungsstress oder Lampenfieber gelitten hat, weiß, dass diese Zahlen noch weit untertrieben sein müssen.

Stuttgarter Zeitung vom 20.5.2003

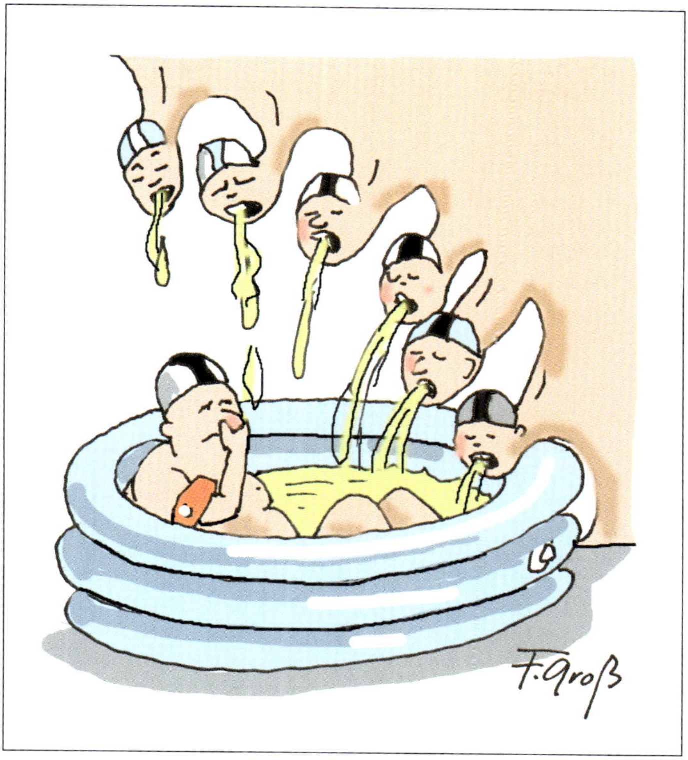
F. Groß

Die Nerven

Die schlechte Nachricht zuerst: jeden Tag gehen uns 50- bis 100 000 Nervenzellen kaputt. Einfach so – perdu. Doch jetzt gute Nachricht: wir haben ja genug davon (auch wenn wir es an manchen Tagen so gar nicht glauben mögen).

Wie gut, dass wir keine Mäuse sind. Oder Fliegen. Denn die einen haben im Gehirn lediglich 10 000 000 Nervenzellen und die andern bloß 100 000. Da können wir Menschen schon ganz anders protzen: auf 30 Milliarden Nervenzellen bringen wir es, als Zahl ausgeschrieben sind das stolze 30 000 000 000 Stück. Bei einem täglichen Ausschuss von 100 000 hätten wir also grob geschätzt 300 000 Tage Zeit, ehe wir endgültig mit den Nerven am Ende wären. 300 000 Tage, das sind etwas mehr als 800 Jahre, was beweist, dass der alte Noah mit seinen 600 (vgl. 1. Mose 7,6) durchaus noch kregel gewesen sein kann.

Untereinander verdrahtet sind die Nerven an den so genannten Synapsen, von denen der Mensch 10^{14} (das ist eine Eins mit 14 Nullen) besitzt. Wenn nun einer aus lauter Langeweile hergehen wollte und sämtliche möglichen synaptischen Kombinationen zählen, dann täte er aus Zeitgründen besser daran, lieber gleich die Atome im Universum zu inventarisieren – denn mit diesem Job wäre er schneller fertig.

Selbst biblische Geduld und Langlebigkeit würden bei dieser aufreibenden Nervensache niemals ausreichen – auch wenn die schnellsten Nerven am Werk wären. Denn auch da gibt es große Unterschiede: je dicker, desto schneller, lautet zum Beispiel eine Formel.

Um die Unterschiede zu verdeutlichen: während Schmerzreize auf der Haut vergleichsweise gemächlich Richtung Hirn laufen (0,5 bis 2 Meter pro Sekunde reichen Mutter Natur bei manchen Nervenfasertypen völlig aus), gibt der altbekannte *Nervus ischiadicus* Gas wie Schumacher: mit 120 Metern pro Sekunde, also mehr als 400 Sachen, rasen im Ischias die Reize herum. Schnell genug also, um Formel-1-Rennen zu gewinnen – immer vorausgesetzt allerdings, man gehört in ganz anderer Hinsicht zu den Männern ohne Nerven.

Stuttgarter Zeitung vom 3.6.2003

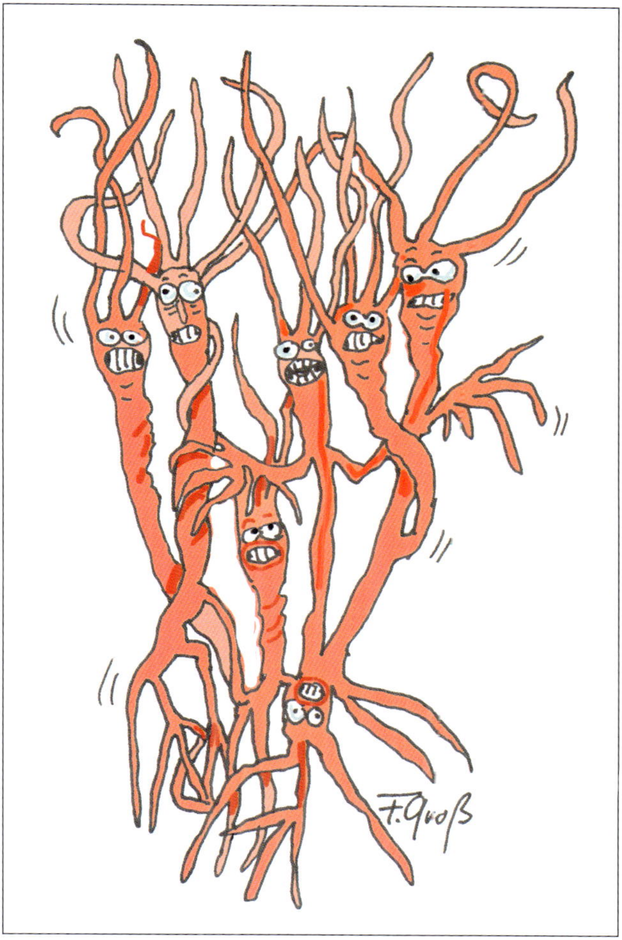
F. Groß

Das Herz

Synonyme und Erklärungen können ganz schön schnöde klingen: „Muskuläres Hohlorgan" nennt das medizinische Leib- und Magenbuch „Pschyrembel" das Herz. Um dann auf zwölf Seiten vorwiegend zu erklären, was an der Pumpe alles kaputt und schief gehen kann.

Die Liste der möglichen Defekte ist alphabetisch geordnet. Und sie wird hier unvollständig wiedergegeben: Herzdilatation, Herzgewicht (kritisches), Herzinfarkt, Herzjagen, Herzklappenfensterung, Herzneurose, Herzruptur, Herzthrombose, Herzwandaneurysma – ja, wo bleibt denn dabei das Positive?

Kein Problem, hier ist es schon: Das gesunde Herz, auch *Cor* oder *Cardia* genannt, ist ein wahres Wunderwerk an Fleiß und Ausdauer – selbst wenn sein Eigentümer ein richtig fauler Strick sein sollte. In einer Stunde pumpt es gut und gern drei Hektoliter Blut durch den Körper, am Tag kommen so 7000 Liter zusammen und im Jahr mehr als zweieinhalb Millionen. Gesetzt, es macht nicht früher schlapp (mögliche Gründe siehe oben), kommt das Organ im Laufe eines 75 Jahre währenden Lebens gesehen mit mehr als drei Milliarden Schlägen auf sagenhafte 178 850 000 Liter Pumpleistung. Wer nun brav mitgerechnet hat und einen höheren Wert herausbekommen hat, braucht deshalb nicht gleich über lausig rechnende Journalisten zu schimpfen. Denn erstens stammt die Zahl von echten Statistikern (denen Fälschungen nie in den Sinn kämen). Und zweitens lässt das Herz im Alter nach, was in den 178 Millionen berücksichtigt ist.

Vielleicht, weil man von der Metzgereitheke her anderes gewohnt ist, machen sich viele Menschen in puncto Herzgröße gern falsche Vorstellungen. Keinesfalls erreicht das Organ beim gesunden Durchschnittsmenschen die Größe einer überdüngten Gen-Pampelmuse – gerade einmal so groß wie die geballte Faust des Trägers ist das Kleinkraftwerk.

Ob das Herz nun Sitz der Seele ist, ob der Härtegrad über den Charakter Auskunft gibt oder ob manche Leute (zum Beispiel Goethe) gleich zwei davon in ihrer Brust schlagen haben, soll an dieser Stelle, schon aus Platzgründen, nicht erörtert werden. Stattdessen zum Abschluss eine ganz profane Information, die aber doch zeigt, dass das Herz schon ein bisschen mehr sein muss als ein muskuläres Hohlorgan: werden sämtliche Nerven durchtrennt, die das Herz mit Steuerbefehlen versorgen, so pumpert und schlägt es dank eines serienmäßigen Automatismus dennoch munter weiter. Die Arbeitskollegen Lunge, Leber oder Magen hätten da schon längst keine Lust zum Schaffen mehr.

Stuttgarter Zeitung vom 1.7.2003

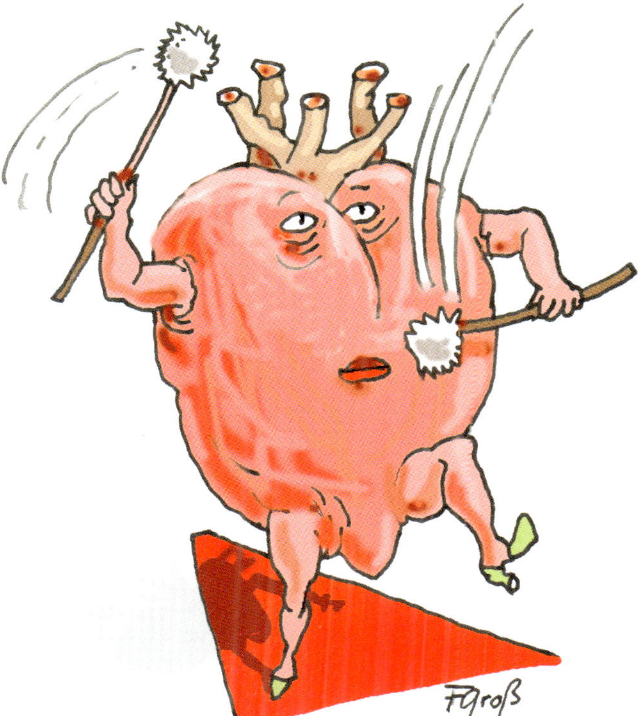
FGroß

Der vierköpfige Schenkelmuskel

Gelegenheitsbergwanderer kennen ihn nur zu gut: kaum hat man tausend, zwölfhundert Höhenmeter hin und zurück gemacht, meldet sich mit größter Sicherheit und einer kleinen Zeitverschiebung der vierköpfige Oberschenkelmuskel.

Musculus quadriceps femoris, so sein dienstlicher Name, setzt über der Kniescheibensehne an und besteht, wie der deutsche Begriff schon sagt, aus vier Teilen: dem *M. rectus femoris*, dem *M. vastus lateralis*, dem *M. vastus medialis* und dem *M. vastus intermedius*. Ihren Ursprung haben drei der Brüder am Oberschenkelknochen, nur der *M. rectus femoris* sitzt am inneren vorderen Darmbeinstachel (für ganz Wissbegierige: den wiederum kennt der Fachsprachler unter dem Begriff *Spina iliaca anterior inferior*).

Hat der *M. rectus femoris* auch noch den Extrajob, das Hüftgelenk zu strecken und das Becken zu kippen, so ist der komplette vierköpfige Oberschenkelmuskel für die Streckung des Knies zuständig. Womit wir wieder beim gelegentlichen Bergwandern wären. Bei Übertreibung kriegt man spätestens Tags darauf die schmerzhafte Quittung: Muskelkater.

Dieser Zustand ist bei Menschen bis 60 Jahre zwar harmlos (von diesem Alter an gibt es möglicherweise Probleme mit der Regeneration), kann aber, wie jeder weiß, höllisch wehtun. Lange Zeit hat man gemeint, das liege an einer Milchsäureüberlastung (schönes Wort: *Lactatacidose*, bitte schnell nachsprechen), doch heute ist man eher der Überzeugung, der oft tagelange Schmerz rühre von mikrofeinen Rissen in den Muskelfasern her, in die zu allem Überfluss auch noch Wasser eindringt und kleine Ödeme verursacht. Leichte Bewegung, sanfte Massagen und Saunawärme sollen hilfreich sein.

Ein mögliches Mittel gegen schmerzende Wandererschenkel sind die immer mehr in Mode gekommenen Teleskopstöcke. Doch deren Gebrauch – so segensreich sie auch fürs Kniegelenk und vor allem für den Muskelapparat des männlichen Oberkörpers sein mögen – birgt nach Ansicht von Experten Risiken für andere feine Teile: Erstens wird das Gleichgewichtsorgan bei Nichtbeanspruchung etwas faul und lässt in seiner Leistung nach. Und zweitens fällt man bei einem Stolperer nicht etwa auf den *Musculus gluteus maximus* (Gesäßmuskel) beziehungsweise das *Os coccygis* (Steißbein), sondern schnurakkurat aufs Hirn. Na, dann doch lieber Muskelkater.

Stuttgarter Zeitung vom 22.7.2003

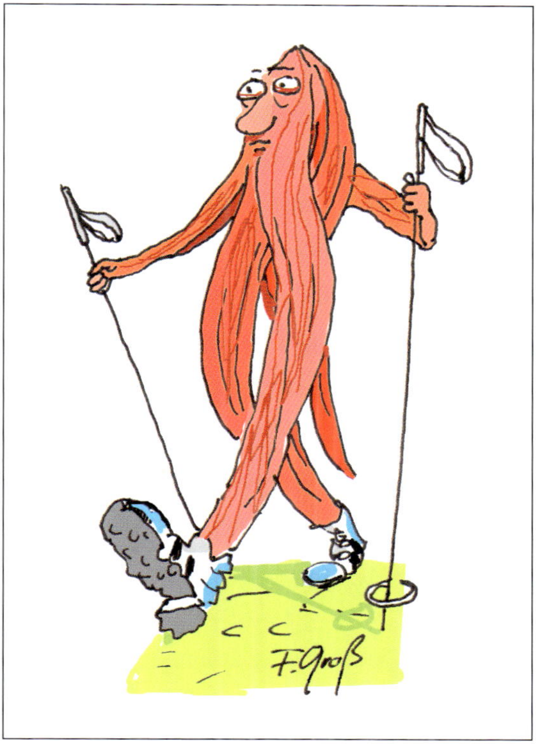
F.Groß

Die Lymphknoten

Es ist wie mit dem Überbringer schlechter Nachrichten, der im Altertum geköpft wurde: Sind die Lymphknoten wegen einer Erkrankung geschwollen, so wird dieses Symptom oft mit der Ursache verwechselt. Als ob der Nodus lymphaticus schuld wäre.

Die 800 bis 900 Lymphknoten sind Teil des lymphatischen Systems, zu dem unter anderem auch die bereits vorgestellten feinen Teile Milz, Mandeln und Blinddarm gehören. Ohne diese Organe sähe es schlecht aus mit der menschlichen Immunabwehr. Schon bei der allerersten Erkältung könnten wir uns Gedanken über das Testament machen. Die von einer Bindegewebskapsel umschlossenen, mehrere Millimeter langen, bohnenförmigen Lymphknoten bilden weiße Blutkörperchen (Lymphozyten) und reinigen die so genannte Lymphe von Fremdkörpern und Erregern. Die Lymphe ist eine wasserklare Flüssigkeit, von der der Körper täglich zwei Liter bildet und die parallel zum venösen System in den Lymphbahnen fließt. In ihrer Zusammensetzung ähnelt die Lymphe dem Blutplasma.

Eine wichtige, wenn auch nicht sehr angenehme Rolle spielen die Lymphknoten bei der Krebstherapie. Weil sich Krebszellen in ihnen ansammeln und zu Metastasen führen können, werden alle Lymphknoten der betroffenen Region, also zum Beispiel der Achselhöhle, herausoperiert. Das kann unangenehme Nebenwirkungen wie Schmerzen, Schwellungen oder Bewegungseinschränkungen haben. Nun ist man aber dahinter gekommen, dass es in vielen Fällen ausreicht, nur denjenigen *Nodus lymphaticus* aus einer nachgeschalteten Reihe herauszuschneiden, durch den die Lymphe vom Tumor herkommend zuerst fließt. Er trägt den bezeichnenden Namen „Wächterlymphknoten" (engl. „Sentinel lymph node") – und wenn sich in ihm keine Krebszellen finden, so kann man nicht mit absoluter, aber mit sehr großer Wahrscheinlichkeit davon ausgehen, dass die nachfolgenden Knoten auch gesund sind. Eine weitergehende Operation ist dann meistens nicht notwendig.

Stuttgarter Zeitung vom 5.8.2003

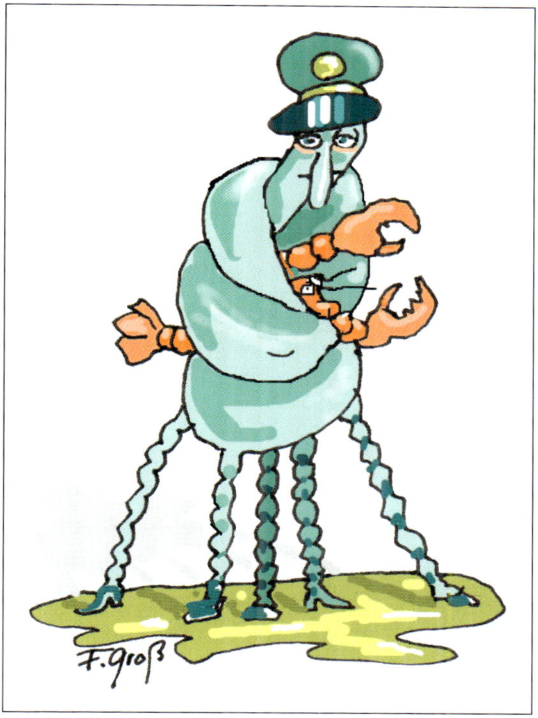
F. Groß

Der Nabel

Er ist im gerade angehenden 21. Jahrhundert ein rechtes Modekörperteil geworden – mit allen Vor- und Nachteilen, die so eine Karriere mit sich bringt: der Bauchnabel.

Muskel heißt lateinisch *Musculus* und Nase *Nasus*. Bloß der Nabel (schwäb.: das Näbele) heißt nicht Nablus, sondern *Umbilicus*. Oder noch schöner: *Umbo*.

Dieser Umbo ist der Mittelpunkt einer ganzen Modebewegung, die nicht nur im knallheißen Sommer, sondern auch in den kälteren Monaten die Bäuche einer ganzen Generation offen legt. Das sieht ja oftmals ganz appetitlich aus, kann aber möglicherweise fatale Folgen haben. Nicht nur der vielen im Winter vereisten Nieren und Blasen wegen, sondern auch, weil das Schönheitsideal manche Frauen schnurstracks auf den Schragen der Chirurgen treibt. Das Messer am Bauch soll dazu beitragen, dass neben Busen, Nasen und Po auch der Nabel so aussieht wie frisch aus dem Katalog. Noch hat dieser Trend den Sprung von Amerika ins alte Europa nicht geschafft, aber es wird nicht mehr allzu lange dauern, bis auch hier zu Lande am Nabel geschnitten und geschnipselt wird. Gestochen wird ja schon länger, und solange das Piercing nicht schmerzt und eitert, mag ja alles paletti sein. Doch damit sei unser Exkurs nach Moralien auch schon beendet.

Jedes Kind weiß, dass das Näbele die Stelle in der Mitte der Bauchdecke ist, an der einst im Mutterleib die Nabelschnur (*Funiculus umbilicalis*) in Richtung Plazenta herauskam. Und weil Kinder recht schnell begreifen, dass sie als Embryo ihr Essen und Trinken auf diesem Wege von der Mutter bekamen, reden sie auch gerne vom „Bauchschnabel".

Drei Gefäße enthält die 50, 60 Zentimeter lange Nabelschnur, zwei Arterien und eine Vene. Doch wer nun wetten wollte, durch welches Röhrchen das sauerstoffarme kindliche Blut und durch welches die Nahrung und der Sauerstoff kommen, könnte leicht danebenliegen. Kleiner Tipp: nicht alles, was keinen Sauerstoff führt, muss eine Vene sein. Oder anders herum: ein Blutgefäß, das direkt zum Herzen führt, ist keine Arterie. Und sei sein Inhalt noch so nährstoffreich.

Stuttgarter Zeitung vom 19.8.2003

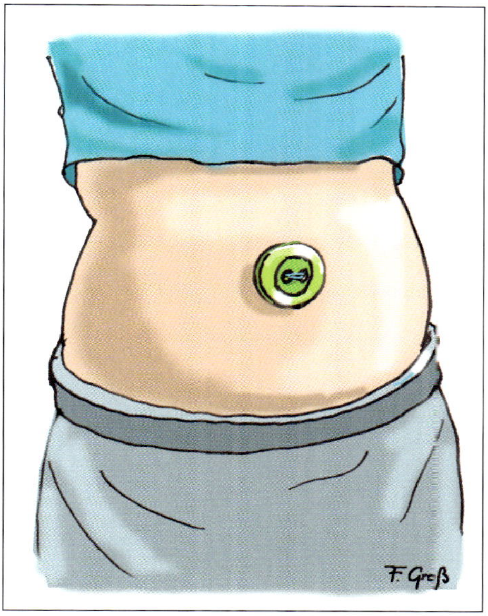
F. Groß

Das Nachhirn

Atmen, schnaufen, Luft einziehen – das tut man mit der Nase und dem Mund, das weiß jedes Kind. Bloß wo die Steuerung für das lebensnotwendige Ein-Aus steckt, ist weniger bekannt: im Nachhirn, auch Medulla oblongata genannt.

Nicht im verlängerten Rückgrat (das ist was anderes und wird bei Beleidigungen benötigt), sondern im verlängerten Rückenmark (so die Übersetzung von *Medulla oblongata*) findet sich die Steuerzentrale für eine ganze Reihe von Körperfunktionen: In diesem Nachhirn oder auch *Myelencephalon* werden so lebenswichtige Stoffwechselvorgänge wie das Atmen, der Herzschlag und der Blutdruck geregelt.

Auch die unbewusste Motorik geht beim Menschen vom Nackenbereich aus. Dafür sind die so genannten Oliven zuständig. Das Husten zum Beispiel kommt daher, ebenso das Niesen – und dann auch noch zwei Reflexe, die niemals beim Zeitunglesen auftauchen sollten: das Gähnen und das Erbrechen. Hoffentlich kommt's auch wegen des Myelencephalonmedullaoblongataolivennachhirns weder zum einen noch zum andern.

Stuttgarter Zeitung vom 2.9.2003

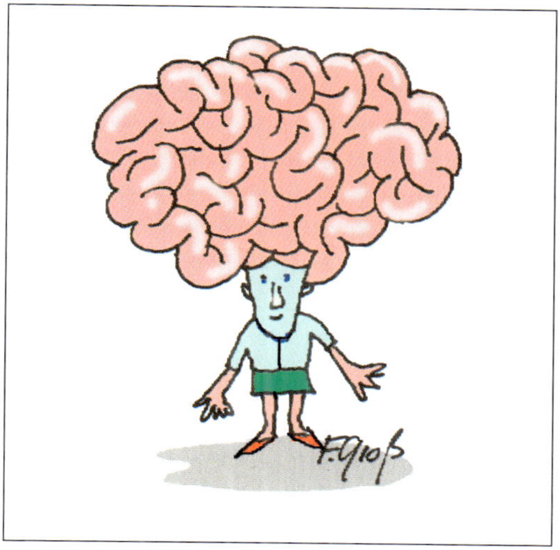

Das Zahnschema

Spätestens wenn's wehtut, geht man zum Zahnarzt. Und der murmelt dann immer so komische Zahlen-Buchstaben-Kombinationen ...

„Eins-vier: c, zwei-zwei: e, vier-acht: z" – und der arme Patient liegt schweißnass da, mit offenem Mund und versteht bloß Bahnhof. Das muss nicht sein. Ein kurzer Blick auf das so genannte Zahnschema hilft weiter. Diesem Zahlenwerk nach ist das Gebiss in vier Quadranten unterteilt: das Viertel rechts oben hat die Nummer eins, links oben die zwei, links unten die drei und rechts unten die vier. Und dann wird simpel durchgezählt.

Der Eins-Vierer zum Beispiel ist der vierte Zahn im rechten oberen Viertel, der Zwei-Zweier links oben gleich der neben dem großen Schneidezahn, und der Vier-Achter der Weisheitszahn unten rechts. Aber der ist bei den meisten Erwachsenen ohnehin schon rausgerissen, weil er zu Fehlstellungen neigt und das übrige Gebiss aus seiner Parabelform bringen kann. Denn so belastbar ein gesunder großer Backenzahn oder auch Molar in senkrechter Richtung sein mag (die maximale Kaukraft liegt bei 1900 Newton), seitliche Kräfte tun ihm und dem Kiefer gar nicht gut.

Übrigens: besorgte Eltern, die beim Zahnarztbesuch ihrer Kleinen ganz andere Zahlen hören, brauchen sich deshalb keine schlimmen Gedanken zu machen. Das 20-teilige Milchgebiss ist nach dem gleichen Schema in die Quadranten fünf bis acht unterteilt. Und bei Kindern sollten die eingangs genannten Kürzel c (Karies), e (ersetzter Zahn) oder z (zerstörte Krone, nicht erhaltungsfähiger Zahn) heutzutage auch nicht mehr vorkommen. Von ck (erneuerungsbedürftige Ersatzkrone), u (umfangreiche Füllung) und b (Brückenglied) ganz zu schweigen.

Stuttgarter Zeitung vom 9.9.2003

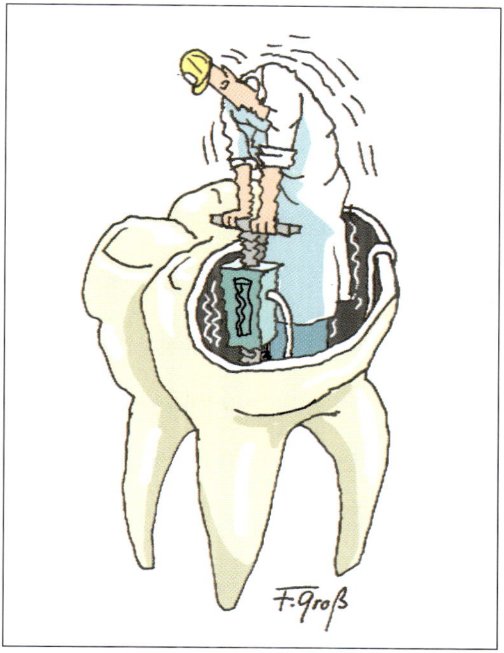
F. Groß

Das Mittelohr

Ob man nun unbedingt eine Hi-Fi-Anlage mit Vorverstärker braucht, darüber sollen sich die Experten streiten. Für den Menschen aber ist der Organkomplex mit der vergleichbaren Vorstufenfunktion sehr wichtig: das Mittelohr.

Neun Millimeter im Durchmesser und 0,1 Millimeter dick ist die perlmuttfarbene *Membrana tympani*, besser bekannt als Trommelfell. Dahinter beginnt das Mittelohr (*Auris media*), ohne das wir nur sehr viel schlechter hören könnten. Möglicherweise würde man sich genau das bei manchen Radio- und Musikprogrammen ja wünschen, aber weil es hier stets ums Positive geht, vergessen wir diesen Gedanken ganz schnell wieder.

Aus Paukenhöhle und Gehörknöchelchen besteht das Mittelohr, das über die Eustachische Röhre (*Tuba eustachii*) mit dem Rachen verbunden ist. Wer den Sinn dieser Röhre erkunden möchte, stelle sich nur einmal folgende Situation vor: mit Katarrh im Flugzeug hoch über den Wolken oder in zehn Meter Tiefe beim Tauchen im Meer. Wenn da der Druckausgleich nicht funktioniert, möchte einem grade der Schädel wegfliegen – denn bei jedem Schlucken öffnet sich die Tuba und die Paukenhöhle wird belüftet beziehungsweise der Druck kann entweichen.

Doch der Witz des Mittelohrs liegt darin, dass es die Schallwellen aus der Luft passend macht für das Medium Flüssigkeit im Innenohr. Normalerweise nämlich würden Töne und Klänge im Kopf drin einfach reflektiert, und keiner könnte sie so richtig hören (das ist, wie wenn man im von kreischenden Kindern überfüllten Freibad auf Tauchstation geht).

Für die Transformation hat sich die Natur die Gehörknöchelchenkette ausgedacht: Hammer (*Malleus*), Amboss (*Incus*) und Steigbügel (*Stapes*) machen nacheinander geschaltet die 10 bis 20 Dezibel Verstärkung aus, die für den guten Ton notwendig sind.

Dieses System funktioniert prima – bis auf eine gravierende Ausnahme: Weil nicht nur das Innenohr Schallwellen weitergibt, sondern es auch noch die so genannte Knochenleitung gibt (man halte sich nur mal eine schwingende Stimmgabel an den Kopf), hört man vor allem die tiefen Frequenzen der eigenen Stimme stets unweigerlich mit. Das ist auch der Grund dafür, dass die eigene Stimme vom Tonband klingt wie die eines Trottels. Und alle andern sagen dazu: „Wieso, das klingt doch ganz normal!"

Stuttgarter Zeitung vom 16.9.2003

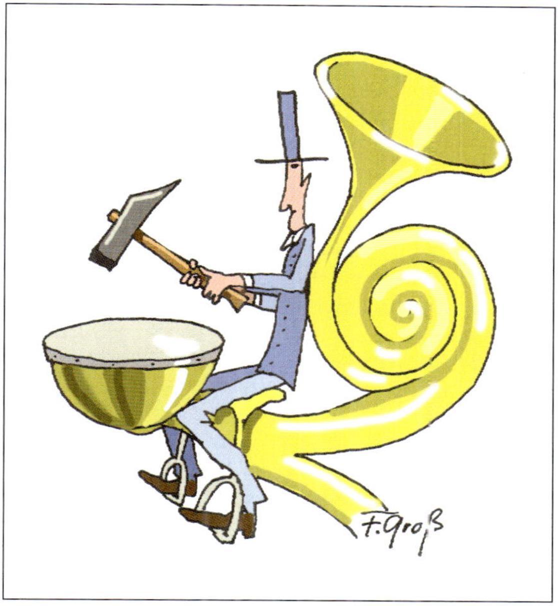
F. Groß

Die Darmzotten

Sie verrichten einen Job, auf den wohl nicht einmal Klärwerkstaucher scharf wären. Aber ohne sie sähe es ziemlich duster aus im Verdauungsapparat – die Darmzotten sind verantwortlich für ein lebenswichtiges Nehmen und Geben im Körper.

Der Name ist ja nicht besonders schön, und er klingt auch ein bisschen wie ein Schimpfwort für eine wüste Frau („Hol mir mal 'n Bier, du olle Zotte!"), aber diese Äußerlichkeit sollte einen bei der unvoreingenommenen Betrachtung der Darmzotten nicht beeinflussen. Denn die *Villi intestinales* haben einen wichtigen Job: Die etwa eineinhalb Millimeter hohen Schleimhauterhebungen sorgen samt den auf ihnen sitzenden Mikrozotten dafür, dass sich die innere Oberfläche (was für eine sperrige Formulierung) des vier bis fünf Meter langen Dünndarms enorm vergrößert. Ausgebreitet könnte man so den Boden einer ganz ordentlichen Wohnung mit Darm bedecken: 200 oder 250 Quadratmeter kommen da schon zusammen.

Drüsen in den gut vier Millionen Zotten geben verschiedene Stoffwechselprodukte an den Darm zum weiteren Transport ab, im Gegenzug nehmen die zahlreichen fingerartigen Erhebungen Nährstoffe ins Blut und in die Lymphe auf. Und wie schlecht es einem geht, wenn die Zotten kein Grämmchen Nahrung mehr aufnehmen können, weiß man spätestens, wenn (bewahre!) das letzte Wasengöckele nicht mehr ganz frisch war oder sich sonstwie der Morbus Montezuma eingenistet hat. O Zott, o Zott, o Zott, o Zott!

Stuttgarter Zeitung vom 14.10.2003

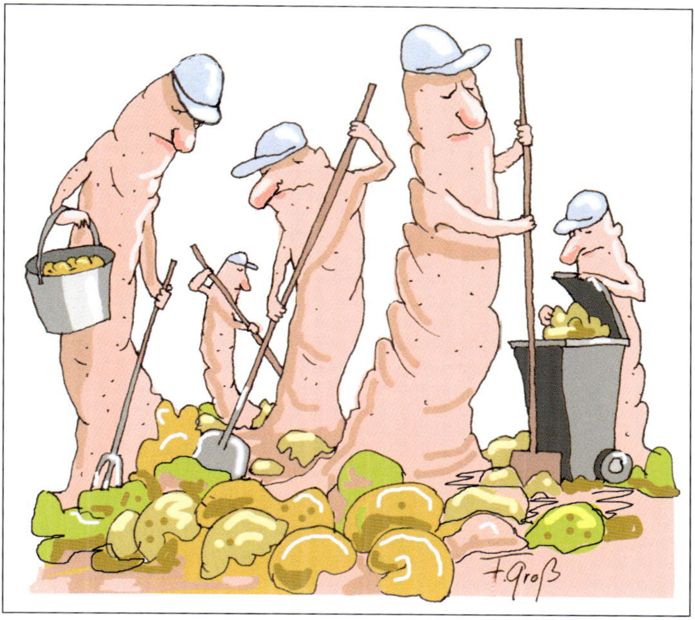
F.Groß

Die Spermatozoen

Wir unterbrechen unser Programm, um aus aktuellem Anlass auf eine kleine Nachlässigkeit des Bundesgesundheitsministeriums einzugehen. Es geht dabei um die Samentierchen.

„Raucher sterben früher." Das ist einer von 14 Warnhinweisen, die auf Zigarettenschachteln abgedruckt sein müssen. So will es das Bundesministerium für Gesundheit und Soziale Sicherung. Dass die Haut altert sowie Lungenkrebs und Impotenz drohen, versteht im Prinzip noch jeder Zigarettenfreund.

Nur mit Paragraph 13 („Rauchen kann die Spermatozoen schädigen") gibt es offensichtlich Schwierigkeiten. Viele Leser, darunter auch Frauen, stutzen und fragen sich, wo ihre „Spermatozöhn" sitzen und was es mit diesen Teilen denn auf sich hat. Des Rätsels Lösung: Spermatozoen ist laut Lexikon die „historische Fachbezeichnung für Samenzellen" und wörtlich übersetzt heißen die Dinger Samentierchen. Womit erstens geklärt ist, dass weibliche Raucher nicht zum unmittelbar betroffenen Personenkreis gehören und zweitens die Gelegenheit genutzt werden sollte, ein paar Worte über dieses Thema zu verlieren.

So ein kaulquappenförmiges Spermatozoon ist 60 Mikrometer lang und an seinem ovalen Kopf immerhin noch zwei bis drei Millionstel Meter dick. Jeden Tag bildet der Hoden des Mannes rund 100 Millionen Samenzellen (in der Sekunde also immerhin 1000 Stück), die gut zwei Monate vor sich hinreifen und im Nebenhoden auf Abruf gespeichert werden.

Das sind ja ganz schöne Mengen, da bleibt ja immer noch was übrig, wird der rauchende Leser vielleicht sagen und sich getrost die nächste anstecken. Nur sollte er dann für den Fall, dass er Vater werden will (sein Erbgut per Ejakulation mit der Eizelle der potenziellen Mutter zusammenbringt) unbedingt wissen, dass von den etwa 1000 Samentierchen, die in den Eileiter gelangen, nur rund 500 tatsächlich verschmelzungsfähig sind. Und wenn man die dann noch mit Benzol, Nitrosaminen, Formaldehyd und Blausäure aus dem Qualm geschädigt hat, dann kann die Sache mit den Zigaretten davor schon ein bisschen ins Auge gehen. Die Ausrede jedenfalls, man habe das alles nicht gewusst, gildet spätestens jetzt nicht mehr.

Stuttgarter Zeitung vom 28.10.2003

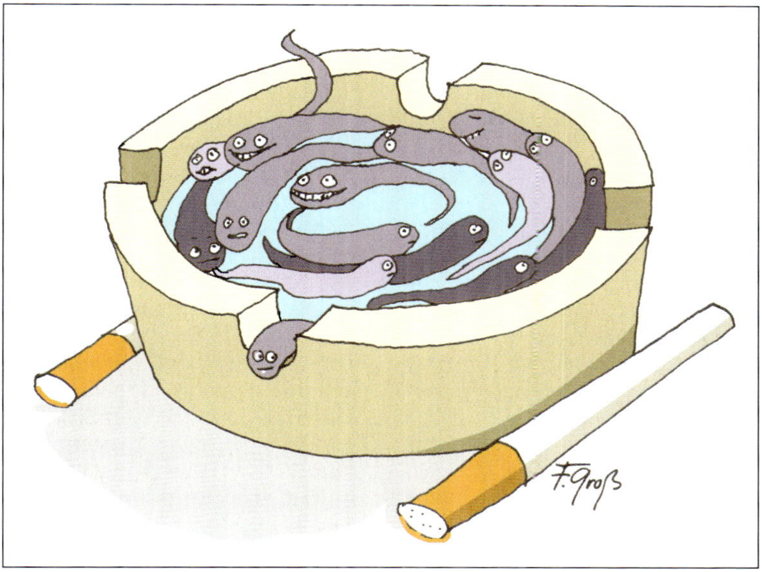
F.Groß

Der/das Pankreas

Neutrum oder maskulinum?
Bei Pankreas ist das die Frage.
Sagt der Duden so, meinen manche Experten eben so. Bleiben wir also beim deutschen Namen: Die Bauchspeicheldrüse ist ganz eindeutig eine grammatikalische Sie.

Kopf, Körper, Schwanz, und das Ganze in Form einer gut 20 Zentimeter langen, 60 bis 100 Gramm schweren Zunge – so liegt die Bauchspeicheldrüse zwischen Magen und Wirbelsäule. Auch der oder das Pankreas gehört zu jenen Organen, die segensreich im Schatten der allseits bekannten Herzen, Hirne und Lebern wirken.

Dabei hat das vermeintliche Mauerblümchen zwei äußerst wichtige Aufgaben: In den so genannten langerhansschen Inseln werden die Hormone Insulin und Glukagon hergestellt, die den Blutzuckerspiegel regeln. Wenn in diesem Bereich etwas schief geht, dann droht die ganz und gar nicht süße Zuckerkrankheit (*Diabetes mellitus*). Der zweite Herstellungsbereich der Firma Pankreas & Co. KG versorgt die benachbarte Abteilung Dünndarm mit einer ganzen Reihe von Enzymen, die erst die Nahrungsaufnahme in den Darmzotten ermöglichen. Fatal wirkt sich diese Produktion aber aus, wenn das Organ entzündet ist (in 40 bis 60 Prozent der Fälle ist übrigens übermäßiger Alkohol schuld daran): bei Pankreatitis werden die Enzyme zu früh freigesetzt und zerstören das eigene Drüsengewebe.

Dass mit Alkohol bei Pankreas-Erkrankungen nicht zu spaßen ist, beweist auch ein Blick auf die Homepage des Weingutes Reichsgraf von Ingelheim aus Nackenheim am Rhein. Eine ganze Reihe von Organen und deren Wechselwirkungen mit Wein haben die Winzer im Internet aufgelistet, im Positiven wie im Negativen. So werde „die gesunde Bauchspeicheldrüse durch mäßigen Weingenuss günstig beeinflusst". Dies betreffe sowohl die Verdauung von Eiweiß im Darm als auch die Spaltung von Zucker und Fett. Bei Erkrankung des Organs aber geben die Rheinländer eine knallharte Faustregel aus: „Absolutes Weinverbot."

Bedenkt man die Quelle, so dürfte es kein glaubhafteres medizinisches Verdikt geben als dieses.

Stuttgarter Zeitung vom 4.11.2003

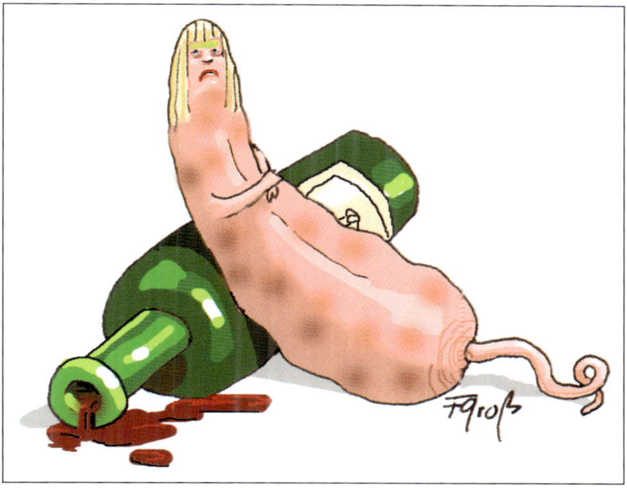
FGroß

Das Haar

Über lange Haare beim Mann hat man ahnungslosen Kindern früher einen ganz schönen Bären aufgebunden. Tatsache ist: Blonde Menschen sind doppelt so oft Linkshänder wie brünette oder rothaarige – warum auch immer.

Wenn ein Bub erst einmal nackenlange Haare hat, dann bricht ihm das unweigerlich das Genick. Diesen blühenden Unsinn hat man in den 60er Jahren des vergangenen Jahrhunderts (die Beatles waren gerade schwer in Mode) den Kindern erzählt. „Dia Battles sehn omeglich aus", sagte damals ein braver Nordschwarzwälder denn auch zu seinem Friseur – wahrscheinlich ohne zu ahnen, dass auf jedem der vier dunklen Pilzköpfe zwischen hundert- und hundertzehntausend Haare sprossen beziehungsweise sprießen. Zum Vergleich: die blonde Agnetha Fältskog von der späteren schwedischen Erfolgsband Abba bringt es auf hunderfünfzigtausend, ihre rote Kollegin Anni-Frid Lyngstad auf gerade mal neunzigtausend Haare.

Bei den Haaren, vom Fachmann auch *Pili* oder *Crines* genannt, handelt es sich um ein Hautanhangsgebilde. Ist der Mensch als Fetus noch mit den so genannten Lanugohaaren bedeckt, einem flaumigen Pelzchen, so entwickeln sich daraus nach der Geburt die Vellus- und die Terminalhaare. Erstere bedecken mehr oder weniger den ganzen Körper, zweitere finden sich zum Beispiel auf dem Kopf (und hören dann auf den Namen *Capilli*), über den Augen (*Supercilia*), unter der Achsel (*Hirci*), im äußeren Gehörgang (*Tragi*) oder – ganz appetitlich – am Naseneingang (*Vibrissae*).

Während viele Terminalhaararten die Eigenschaft haben, ihren Träger zusehends mit Wachstum und Penetranz zu nerven, können die *Capilli* vor allem bei Männern zum Problem werden: Etwa zwanzig Prozent der Kerle leiden vom fünfundzwanzigsten Lebensjahr an unter *Effluvium capillorum*, einer Ausfallentwicklung, an deren Ende im Extremfall die Vollglatze steht. Und nur etwa ein weiteres Fünftel aller Männer darf statistisch gesehen damit rechnen, auch im hohen Alter noch wesentlich was auf dem Kopf zu haben.

Das kann man drehen und wenden, wie man will: Haareraufen jedenfalls bringt gar nichts!

Stuttgarter Zeitung vom 18.11.2003

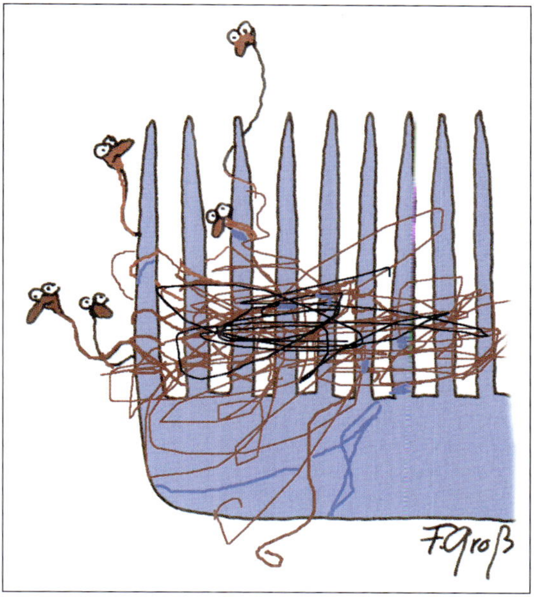
F. Groß

Die Bandscheibe

An den Bandscheiben kann es jeder haben. Das ist banal. Wer nun aber nicht nur leiden, sondern auch angeben will, sagt: „O, mich schmerzen meine Wirbelsynchondrosen!"

Die Sache mit dem aufrechten Gang ist nach Ansicht vieler Fachleute ein entwicklungsgeschichtlicher Fehler gewesen. Nicht, dass sich deshalb die allgemeine Kriecherei empfehlen würde, aber die Menschheit leidet nun einmal am Kreuz: diese konstruktive Achillessehne, wenn der etwas hinkende Vergleich gestattet ist, tut den allermeisten Leuten mehr oder weniger stark weh, und das wahrscheinlich bis zum Jüngsten Tag.

Eine Ursache des Schmerzes liegt in der Natur der Bandscheibe begründet. Dieser *Discus intervertebralis* bildet beim gesunden Menschen (aber wer kann das schon von sich sagen?) einen elastischen Puffer zwischen den einzelnen Rückenwirbeln; außen bestehen die Bandscheiben aus einem Ring aus Knorpel, dem *Anulus fibrosus*, innen besitzen sie einen weichen Gallertkern, den *Nucleus pulposus*.

Doch wenn sich dieser Kern, zum Beispiel auf Grund großer Belastung, verschiebt, dann wird dem Eigentümer ganz nuklear zumute: den so entstehenden äußerst schmerzhaften Druck auf die Nerven kennt jedes Kind unter dem Namen Bandscheibenvorfall. Meistens betrifft die Erkrankung die Lendenwirbelsäule, seltener ist die Halswirbelsäule dran. Und der Brustwirbelsäule, so viel als gute Nachricht ganz zum Schluss, droht fast gar keine Gefahr: nur in einem ganz geringen Prozentsatz der Fälle rutscht dort der *Nucleus pulposus* in der Gegend herum.

Stuttgarter Zeitung vom 25.11.2003

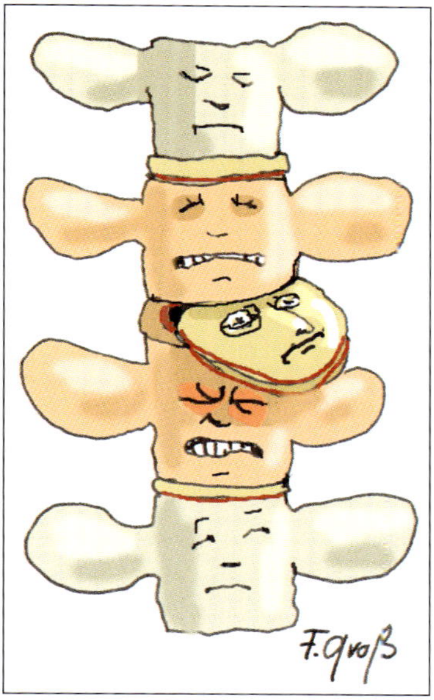
F. Groß

Das Zäpfchen

Manche Muskeln sollte man besser nicht reizen – auch wenn sie noch so winzig sind. Das Zäpfchen am hinteren Rand des Gaumens ist so ein feines Teilchen.

Zugegeben: es mag an mangelnder Qualität des Rechercheurs liegen, aber irgendwie scheint keiner so recht zu wissen, was genau die Funktion des Gaumenzäpfchens ist. Internet und Fachliteratur jedenfalls wollen und wollen nichts zur Frage hergeben, wozu *Uvula* nun eigentlich da ist.

Gibt's die „kleine Weinbeere" am Ende nur, um da hinten die so genannten Uvularlaute wie das allseits bekannte Halszäpfchen-R zu bilden? Oder weil notorischen Schnarchern als Therapie ein Stück des quer gestreiften, mit Mund- und Nasenschleimhaut bedeckten Muskelchens abgeschnitten werden kann? Oder damit Zähneputzern in ihrem morgendlichen Tran beim Hantieren mit der Bürste unmissverständlich und mit unter Umständen waschbeckenfüllenden Folgen klar gemacht wird „bis hier hin und nicht weiter"?

Fragen über Fragen – weiß irgendjemand Antworten?

*

Dr. Udo Schuß, Leitender Oberarzt am Stuttgarter Katharinenhospital, HNO-Klinik, hat dann aus der Patsche geholfen:

„Nicht der mangelhaften Qualität des Rechercheurs ist es anzulasten, dass Sie nichts zur Bedeutung des Zäpfchens im Internet und in den gängigen Lehrbüchern der Medizin fanden, es liegt an der Einfachheit Ihrer Fragen. Glauben Sie im Ernst, ein drittmittelgesteuerter Forscher könne sich mit solch kleinen Dingen beschäftigen?

Älteren Schriften ist zu entnehmen, dass man den Gaumen als eine Art Klappe verstand, die die Mundhöhle vom weiteren, der Willkür nicht mehr unterworfenen Verdauungstrakt abschließt. Das Zäpfchen (lateinisch *Uvula*) galt als eine Art Wachposten, der nach dem Kauakt beurteilt, ob der Bissen ohne Nachteile verschlungen werden darf. Der französische Physiologe F. Magendie widersprach zwar dieser These, sie ist so falsch aber nicht.

Jeder hat schon einmal einen abrupten Schluckstopp bei der Wahrnehmung eines Fremdkörpers im Mund erlebt. Tatsächlich ist der weiche Gaumen, das Zäpfchen ist ein feines Teil davon, unter anderem auch ein hoch sensibles Tastorgan. Der reichlich mit Nerven, Muskeln und Drüsen besetzte Zipfel hat aber weitere wichtige Funktionen: Zu Beginn des Schluckens schließen Gaumensegel und Zäpfchen den Nasenrachen ab und verhindern so den Eintritt des Speisebreis in die hintere Nase, was äußerst unangenehm und schmerzhaft wäre.

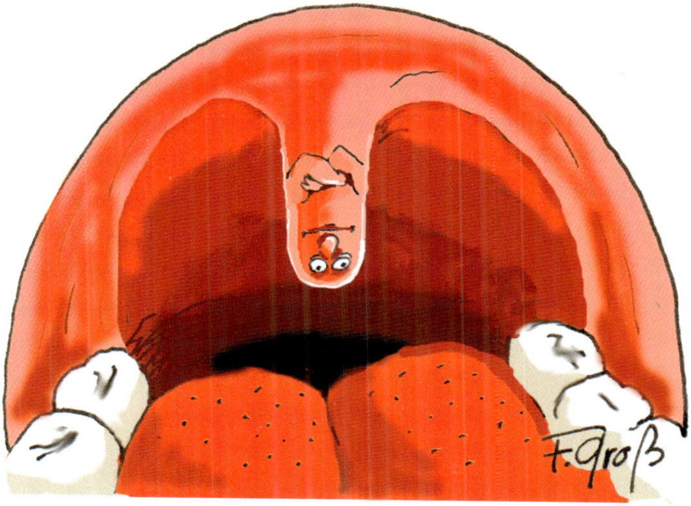

Gleichzeitig signalisiert der flächige Kontakt der *Uvula* mit der Hinterwand der Rachens der oberen Speiseröhre: ‚Öffne dich, es kommt Futter.' Am Ende des Schluckens taucht das Zäpfchen mit der Speise ab und fährt auf dem Rückweg, einem feuchten Wischlappen gleich, an der Rückwand des Rachens hoch. So benetzt es jenen Teil der Schleimhaut, der durch die ständig vorbeiziehende Atemluft zum Austrocknen neigt.

Chirurgisch kann einem lauten Schnarcher – ehe er denn für immer das gemeinschaftliche Schlafzimmer verlassen muss – durch eine sparsame Entfernung des lappig vergrößerten Weichgaumens und des Zäpfchens tatsächlich dauerhaft geholfen werden. Dabei sollte aber nur der Überschuss an Schleimhaut entfernt werden. Ansonsten gewinnt der Verstoßene zwar seine Partnerin zurück, die Funktionen des kleineren Zipfels aber wird er schmerzlich vermissen.

Besondere operative Vorsicht ist geboten bei Sängern und Sprechern, was die Bedeutung des Zäpfchens auch für den Sprachklang unterstreicht."

Stuttgarter Zeitung vom 16.12.2003 und 20.1.2004

Die Stimmlippen

Morgen, Kinder, wird gesungen. Und zwar feste, sonst gibt es keine Geschenke. Die Frage ist nur, ob die Stimmlippen diese ungewohnten Belastungen denn auch aushalten.

„Sti-hi-lle Nacht, heilige Nacht ..." – vor die Bescherung haben die Eltern das Weihnachtslied gesetzt. Wenigstens war das früher so, aber wie die Wissenschaft herausgefunden hat, ist das Singen ein wichtiger Bestandteil der Menschwerdung: sozial, physiologisch, intellektuell und kulturell sowieso.

Gute Argumente also, um vor der Bescherung erst einmal kräftig die Stimmlippen einzusetzen. Bei diesen Körperteilen handelt es sich um Falten (daher auch der Name *Plicae vocalis*), die drunten in der Kehle vom Schild- zum Stellknorpel reichen. Stimmband und Stimmmuskel sorgen in ihnen dafür, dass der Mensch singen und sagen kann: je nach Stellung und Spannung der Stimmlippen sind die Töne hoch oder tief oder mittel.

Natürlich wird diese in der Tierwelt ziemlich einmalige Fähigkeit oft schamlos ausgenutzt, sei es, um den lieben langen Tag nur Blödsinn zu reden, sei es, um schlechte Lieder zu singen. Von beidem wollen wir morgen Abend natürlich nichts wissen. Singen sollen auch die Buben in der Pubertät, bei denen sich im Rahmen der Mutation die Stimmlippen hormongesteuert um etwa einen Zentimeter verlängern, was unterm Strich eine Oktave ausmacht – solange die Burschen singen, können sie nicht heimlich vom Weihnachtsgebäck naschen.

Wer allerdings schlau ist, informiert sich rechtzeitig über die Symptome der Stimmlippenknötchen. Das ist eine Schleimhautverdickung, die bei chronischer Stimmüberlastung eintreten kann und entweder übereifrige Profis („Sängerknötchen") oder notorisch missgelaunte Kinder („Schreiknötchen") befällt. Die Symptome sind Heiserkeit und eine eingeschränkte Fähigkeit, den Ton zu halten.

Die Therapie der Wahl wird alle Weihnachtsliedermuffel in festliche Stimmung versetzen: intensiv die Stimme schonen.

Stuttgarter Zeitung vom 23.12.2003

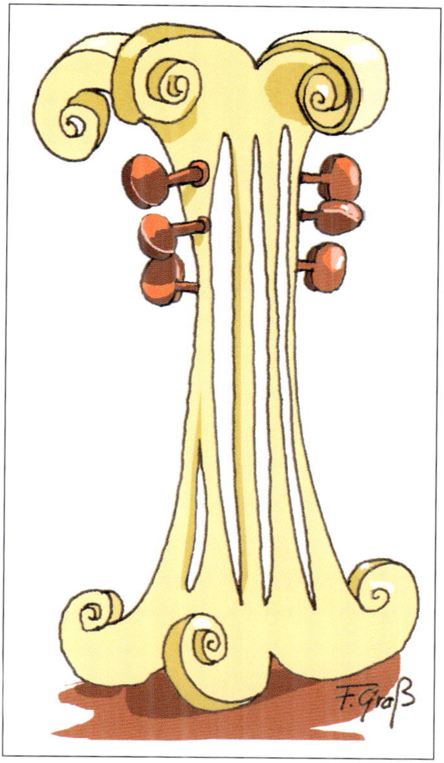
F.Graß

Die Rippen

Was Cordalis auf Deutsch bedeutet, wissen wir nicht. Bei seinem Costa ist das anders: Der Sänger heißt übersetzt ganz einfach Rippe.

Zwölf Rippenpaare besitzt der Mensch, sieben davon sind gelenkig mit dem Brustbein verbunden. Gemeinsam mit diesem Knochenstück, dem aus „Asterix bei den Briten" bekannten *Sternum* („Mein Garten ist zwar kleiner als Rom, aber mein Pilum ist solider als euer Sternum") bilden sie das Skelett des Brustkorbs. Die *Costae* bestehen aus Köpfchen, Hals, Höckerchen und Rippenwinkel, und damit der Mensch tief Luft holen, durchschnaufen und auch sonstwie atmen kann, sind sie beweglich gelagert.

Doch an diese Selbstverständlichkeit denkt man gemeinhin erst dann schmerzhaft, wenn man sich einen einfachen Rippenbruch oder noch schlimmer eine Rippenserienfraktur zugezogen hat. Das kann bei einem Unfall schnell passieren. Verbürgt ist auch der Fall eines Unglücklichen, der sich morgens beim Zähneputzen einen so wüsten Brechreiz holte, dass seine verkrampfte Muskulatur ihm glatt einen *Os costale* gebrochen hat.

Solange bei einer Rippenfraktur nicht das Rippenfell in Mitleidenschaft gezogen wird (was zu einer „Luftbrust", einem *Pneumothorax*, führen kann), verheilt die Verletzung in der Regel ohne Komplikationen in ein paar Wochen. Nur sollte man an einen Arzt geraten, der nicht mit potenten Schmerzmitteln geizt, sonst ist das eine ganz schöne Quälerei. Wahrscheinlich kommt daher die Redewendung: „Tut's weh?" – „Nein, nur wenn ich lache."

Stuttgarter Zeitung vom 5.1.2004

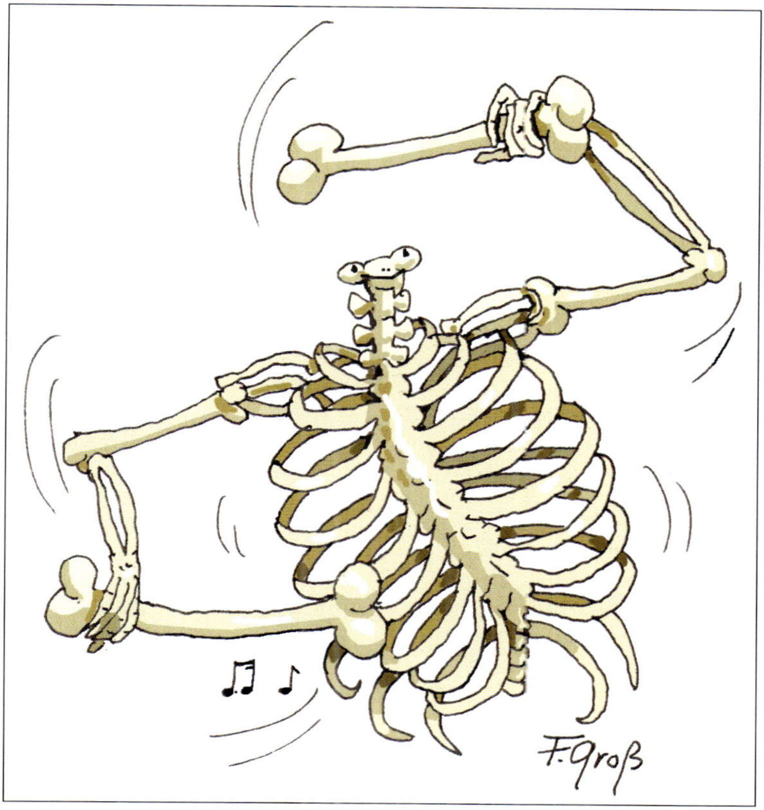
F. Groß

Der Wadenmuskel

Gstandene bayrische Mannsbilder wünschen sich dieses Körperteil möglichst dick (damit sie den Dirndl imponieren können). Und der Rest der Menschheit sollte wissen, dass es sich bei der Wade nicht nur um ein Stück mehr oder weniger erotisches Fleisch handelt.

Je nach Landstrich kann die Wadenmuskulatur (lateinisch: *Musculus triceps surae*, bayrisch: Wadln) reizvoll aufs andere Geschlecht wirken. Allerdings ist das eine ziemlich einseitige Angelegenheit, kaum ein Mann wird sich eine Frau wünschen, die untenrum aussieht wie Rummenigge. Aber weil wir uns damit schon viel zu weit auf schlüpfriges Terrain vorgewagt haben (so etwas kann Ärger geben), verlassen wir sofort wieder die rustikalen Niederungen und wenden uns in der gebotenen Sachlichkeit den Feinheiten der Waden zu.

Der *Musculus gastrocnemius* (deutsch: Zwillingswadenmuskel) und der *Musculus soleus* (deutsch: Schollenmuskel) bilden zusammen die Wadenmuskulatur. Sie bewirkt mittels der von der Sportschau her bekannten Achillessehne (Hrubesch, Thon, Matthäus u. a.), dass der Fuß gestreckt wird. Der ganze Apparat kommt wegen einer gewissen Verletzungsanfälligkeit oft in Fußballberichten vor und ist den meisten Leuten bekannt.

Weniger Menschen wissen dagegen von der Wadenmuskelpumpe, deren Aufgabe der Rücktransport des venösen Bluts in Richtung Herz ist: jedes Mal, wenn der Muskel in Aktion tritt, drückt er die Venen zusammen, das darin enthaltene Blut fließt nach oben. Spezielle Ventile, die Venenklappen, sorgen im gesunden Körper dafür, dass es zu keinem Jojo-Effekt kommt, der nicht nur unschöne, sondern auch gefährliche Folgen hätte. So ist es sinnvoll, die Waden häufig anzuspannen und regelmäßig zu bewegen. Und keine Angst: dick wie Saustallpfosten werden die Muskeln davon bestimmt nicht.

Stuttgarter Zeitung vom 27.1.2004

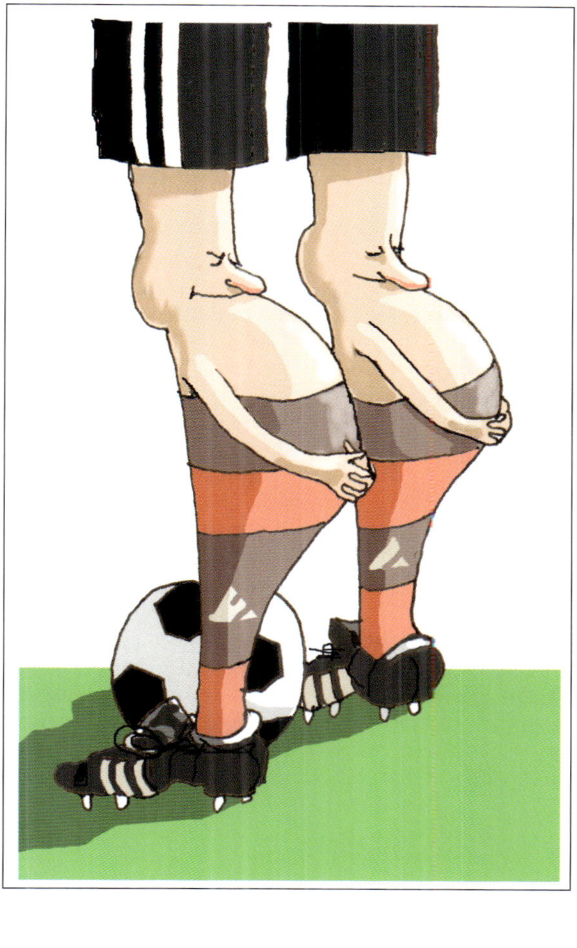

Das Zwerchfell

Es gehört zu denjenigen Körperteilen, deren Namen man auch ohne Vokale problemlos lesen kann – das Zwrchfll. Beweis der These: man versuche das nur mal mit Auge, Knie oder Po.

Da kann ein Kabarettprogramm noch so dröge und sterbensfad sein: irgendjemand kommt unter Garantie daher und behauptet, es handele sich um eine „zwerchfellerschütternde“ Vorstellung. Als ob man das *Diaphragma*, diese muskulöse Trennwand zwischen Brust- und Bauchraum, erschüttern könnte wie ein Hirn. So ein Nonsens.

Beim nach ihm benannten Atmen spielt das Zwerchfell eine wichtige Rolle (im Prinzip wohl auch beim Lachen, das aber gilt nur, wenn ein Witz wirklich gut oder aber gerade ein Keller in der Nähe ist). Wie der Kolben einer Spritze hebt und senkt es sich im Leib, wobei die Baucheingeweide und die Bauchwandmuskeln kräftig mitspielen müssen. Hilfreich unterstützend auf und ab wandert die Leber, und das Herz rutscht vor und zurück. Im Ruhezustand macht dieses Procedere drei Viertel der benötigten Luftpumpleistung aus, je nach Belastung hat das Diaphragma einen senkrechten Ausschlag von bis zu sieben Zentimetern.

Auch wenn das Zwerchfell im Gegensatz zum, sagen wir, Katzenfell nicht behaart ist, hat es mit diesem doch eine wichtige Gemeinsamkeit: Es besitzt Löcher an den richtigen Stellen. Schreibt Lichtenberg in seinen Sudelbüchern von einem, der sich darüber wundert, dass Katzen genau an der Stelle Löcher im Fell hätten, an der die Augen seien, so sind beim Zwerchfell die Öffnungen zum Beispiel für die Hauptschlagader und die untere Hohlvene reserviert.

Sänger und Redner wissen, wie gut und sinnvoll die Zwerchfellatmung ist: sie bringt sehr viel mehr Schub und Stehvermögen, weil der Bauch als Zentrum des Körpers aktiv bei der Sache ist. Die alternative Rippenatmung dagegen ist weniger zu empfehlen. Man kann sie getrost den tiefdekolletierten Damen in alten Mantel-und-Degen-Filmen überlassen.

Stuttgarter Zeitung vom 10.2.2004

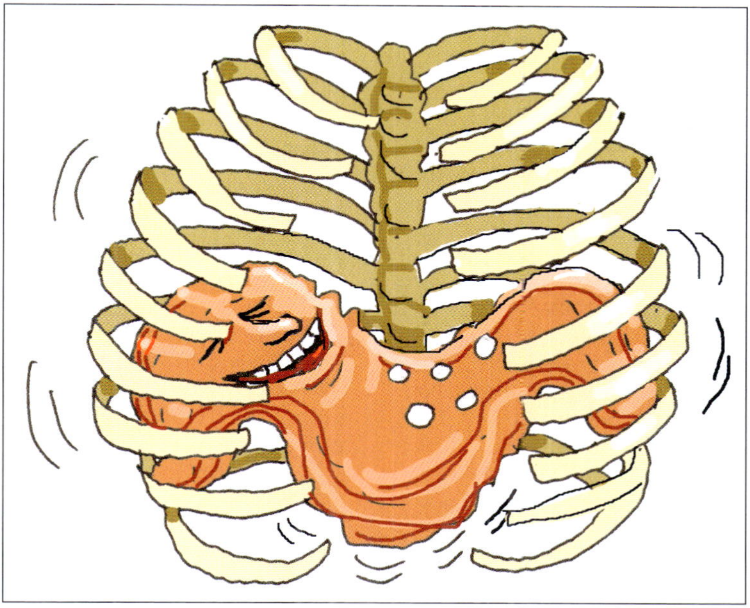

Der Dickdarm

Wieder ein Organ mit schlechtem Image und wichtiger Aufgabe. Des Menschen Urteilskraft ist halt oft ungerecht.

Leuten mit einer Blinddarmnarbe sollte es ziemlich leicht fallen, dieses Teil zu lokalisieren: vom OP-Schnittchen (früher war's auch gern einmal ein ausgewachsener Riesenschnitt) mit dem Finger den Bauch nach oben fahren, dann nach links, dann nach unten und wieder leicht ansteigend zur Mitte – schon hat man die vier Abschnitte *Colon ascendens*, *Colon transversum*, *Colon descendens* und *Colon sigmoideum* angedeutet. Zusammen mit dem Rektum und dem bei früherer Gelegenheit schon vorgestellten Blinddarm bildet das Ganze das *Intestinum crassum*, den Dickdarm, an dessen Anfang die bauhinsche oder Ileozökal-Klappe steht. Diese verhindert, dass im natürlichen Gang der Dinge etwas die falsche Richtung einschlägt und zurück in den Dünndarm rutscht.

Auch wenn der etwa 1,20 Meter lange Dickdarm aus unerfindlichen Gründen den Ruf hat, ein ziemlich fauler Bursche zu sein, leistet er doch wichtige Dienste im täglichen Kampf ums Überleben. Denn er entzieht dem vom Dünndarm gelieferten Speisebrei, dem *Chymus*, neben Salzen im Normalfall auch 90 Prozent Wasser. Der Nichtnormalfall heißt bekanntlich Durchfall, und er kann im schlimmsten Fall dazu führen, dass der Körper einfach austrocknet. Das ist gefährlich.

Gärungs- und Fäulnisprozesse sorgen in 5 bis 70 Stunden (die Quellen sind sich nicht so einig) dafür, dass der Speisebrei zu *Fäzes* wird; einem Begriff, dem wir bei der „Fäkalsprache“ wieder begegnen. Etwa 400 verschiedene Bakterienarten wirken dabei segensreich zusammen, unterm Strich sind zwischen 100 000 000 000 und 1 000 000 000 000 dieser Mikroorganismen am Werk – auf eine Null mehr oder weniger will man sich da nicht festlegen.

Aus medizinhistorischer Sicht ist vielleicht noch ein ungewöhnlicher Umstand interessant: Der Dickdarm spielte jahrtausendelang in Ausnahmefällen auch bei der Nahrungsaufnahme eine Rolle. Konnte ein Patient, aus welchen Gründen auch immer, nicht mehr essen, so wurde er in früheren Zeiten mit dem so genannten Nährklistier versorgt. Allerdings klappte das nur, wenn diese etwas anderen Mahlzeiten die bauhinsche Klappe passierten. Man musste um des Erfolgs willen also auch in dieser Richtung ziemlich fest drücken.

Stuttgarter Zeitung vom 24.2.2004

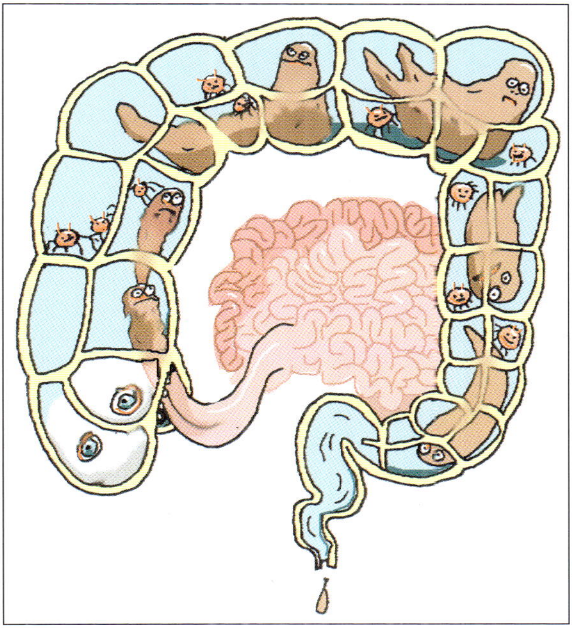

Das Sprunggelenk

Vor Synonymitis sollte man sich hüten. Denn sie versaut den Sprachstil (Morbus Deutschlehrer: bloß nix zweimal sagen!). Drum würden wir auch nicht schreiben, das Sprunggelenk sei die Achillesferse des Knochenbaus. Nie und nimmer würden wir das sagen!

Ahnungslose Frauen auf eisglatten Parkplätzen, Mädchen beim Voltigieren und auch eifrige Soldaten im Dienste des Vaterlandes können böse Erfahrungen mit dieser Sollbruchstelle des menschlichen Körpers machen, diesem blinden Fleck der Knochenstatik, diesem Strohhalm im Sturm der Sportbegeisterung, dieser Rentenpolitik der Anatomie/Physiologie: dem Sprunggelenk.

Genau besehen besteht das Sprunggelenk aus zwei Teilen: dem Oberen S. (*Articulatio talocruralis*) und dem Unteren S. (*Articulatio talocalcaneonacivularis*). Scharnierartig strecken und beugen, dafür ist der obere Teil zuständig. Wer die äußere oder innere Fußkante heben will, braucht den unteren.

Gemeinsam sind die beiden Teile recht drehstark, das heißt, man kann mit dem Fuß schöne Os, Us oder Zs bilden. Bei Übersprungshandlungsbedarf ist das von Nutzen.

Aber Obacht: die ganze Geschichte ist ziemlich fragil, gern holt man sich bei plötzlicher Krafteinwirkung Kombinationsverletzungen mit den umliegenden Bändern. Das tut dann noch mal so weh.

Weil wir's vorhin von Deutschlehrern und Soldaten hatten, gibt es nun noch zum Abschreiben, Auswendiglernen und Überinterpretieren ein modernes Gedicht aus der Internetsammlung „Wehrmedizinische Forschung". Bitte schön: „Bedingt durch die Eigenheiten / des militärischen Dienstes / stellen Soldaten / mit Sprunggelenksverletzungen / einen hohen Anteil des sanitätsdienstlich anfallenden Krankengutes dar. / Entsprechend der Inzidenz der Bandläsion am lateralen Sprunggelenk / erlangen natürlich / auch die Folgezustände eine überragende Bedeutung / im soldatischen Krankengut."

Stuttgarter Zeitung vom 16.3.2004

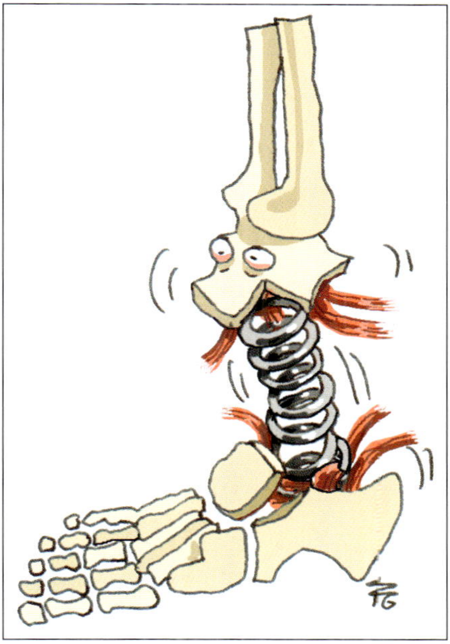

Der Goethe-Knochen

Dass der Homo sapiens sapiens kein Verwandter vom Affen sein könne, davon waren die Menschen lange Zeit überzeugt. Bis Goethe kam. Der Geheime Rat entdeckte im Jahr 1784 das humane Os intermaxillare.

Sorgen hatten die Menschen früher! Aber ehe man sich nun bequem zurücklehnt und meint, sie seien deshalb in ihrer Anlage blöder und beschränkter als wir heute, sollte man sich kurz kneifen und laut sagen: Wir sind heute genauso blöde und beschränkt, nur anders.

Jedenfalls: bis zu Goethes Zeit glaubten Leute und Fachleute, der Mensch unterscheide sich vom Affen dadurch, dass er keinen Zwischenkieferknochen besitze. An diesem Knochen sitzen (oder vielmehr hängen) die oberen Schneidezähne. Affen, Hunde und Katzen besitzen ihn. Sogar bei den Kühen, die ja gar keine Schneidezähne haben, taucht das *Os intermaxillare* auf.

Goethen kam dies komisch vor. Gemeinsam mit einem befreundeten Professor untersuchte er diverse Schädel, unter anderem den des so genannten Goethe-Elefanten (dieses Geschöpf lebte von 1773 bis 1780 in Kassel und starb im jungen Alter von etwa neun Jahren). Und bei den Köpfchen von menschlichen Embryonen wurde er dann fündig: „Dem Menschen wie den Thieren ist ein Zwischenkieferknochen der obern Kinnlade zuzuschreiben." Nur dass dieser Knochen im Lauf der menschlichen Entwicklung mit der Umgebung zusammenwächst und deshalb nicht früher entdeckt wurde.

Kinder haben übrigens ihren Spaß damit, sich gegenseitig mit dem Zeigefinger am Goethe-Knochen zu kitzeln. Wer am längsten aushält, hat gewonnen. Erwachsene Pärchen in einem Anfall von Albernheit tun es ihnen manchmal nach und kommen dann aus dem Fauchen und Zungenschnalzen gar nicht mehr heraus. So viel noch als weiteren Verwandtschaftsbeweis Mensch-Aff.

Stuttgarter Zeitung vom 6.4.2004

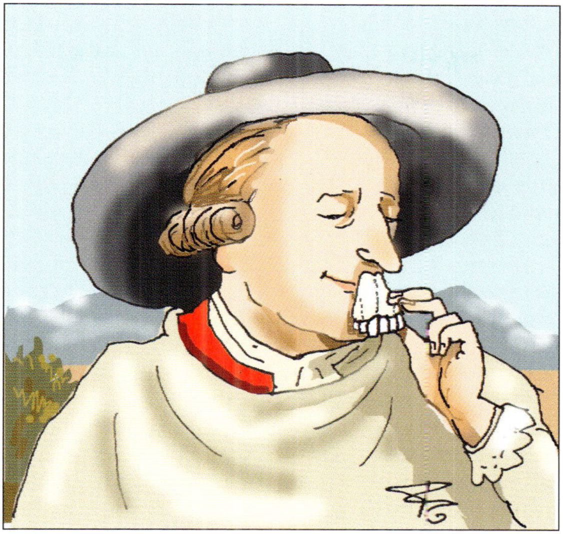

Das Sonnengeflecht

Alle paar Jahre kommt es in die Schlagzeilen, weil unvernünftige Heranwachsende Blödsinn damit anstellen: das Plexus solaris. Regelrechte Ohnmachten lassen sich mit ihm provozieren.

Auf eine genaue Rezeptur wollen wir an dieser Stelle verzichten. Erstens um keine potenziellen Nachahmer auf dumme Gedanken zu bringen. Und zweitens, weil das Procedere in einschlägigen Schülerkreisen ohnehin seit Jahr und Tag zum Standardwissen gehört. „Bild" berichtet dann, als handele es sich um eine ganz neue Mode.

Nur so viel sei verraten: Das *Plexus solaris* oder Sonnengeflecht befindet sich etwa im Zentrum des Oberbauchs und kann bei Schlägen oder heftigem Druck dafür sorgen, dass seinem Besitzer kurzzeitig das Licht ausgeht. Neben Jugendlichen wissen das auch Kampfsportler, woraus man auf die Gefährlichkeit von derartigen Aktionen schließen kann.

Der Grund für die Empfindlichkeit liegt darin, dass es sich beim *Plexus coeliacus* (Name Numero drei) um ein vegetatives Nervengeflecht handelt. Das Gebilde übernimmt also Steuerungsaufgaben für die umliegende Körperregion: es versorgt als Teil des sympathischen Nervensystems zum Beispiel Blutgefäße, die glatte Muskulatur der Eingeweide und Drüsen mit Impulsen. Weil dafür eine ganze Menge Material – neudeutsch Hardware – vonnöten ist, spricht man auch vom Bauchhirn.

Und welcher zurechnungsfähige Mensch lässt sich schon ohne Not eins aufs Hirn geben?

Stuttgarter Zeitung vom 27.4.2004

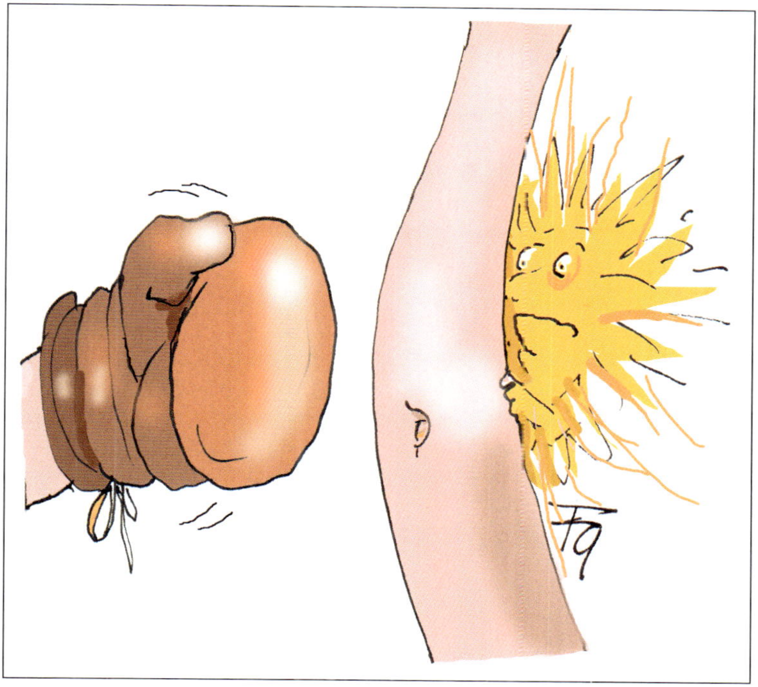

Die Erythrozyten

Das wär mal wieder so eine Frage für den Jauch oder den Pilawa: Wie sehen die roten Blutkörperchen aus? Na? Richtig: die Dinger sind rund, scheibenförmig, eingedellt – und eigentlich blass.

Warum die Erythrozyten im deutschen Namen das Attribut „rot“ tragen, ist schnell erklärt: der rote Blutfarbstoff Hämoglobin sorgt dafür, dass in den Adern der Menschen und der meisten Tiere rotes Blut fließt. Das gilt selbst für den Hochadel, der sich ja allseits mit frischem Bürgerblut versorgt. Blaues Blut haben nur bestimmte Krebse und Schnecken, grünes manche Ringelwürmer – die einen arbeiten statt mit Hämoglobin mit Hämocyanin, die anderen mit Chlorocruorin.

In der Hauptsache sind die Erythrozyten zusammen mit dem eisenhaltigen Protein Hämoglobin (Hb) dafür da, den Sauerstoff- und Kohlendioxidtransport zu besorgen. In den fünf, sechs Litern Blut, die ein durchschnittlicher Erwachsener mit sich herumträgt, schwimmen rund 25 Billionen rote Blutkörperchen. Aufeinander gestellt ergäben sie angeblich einen Turm von 60 000 Kilometern Höhe, pflasterartig nebeneinander gelegt immerhin noch eine Fläche von 1000 Quadratmetern, was einem sehr, sehr hübschen Einfamilienhäuschen entspräche. Verglichen damit, nimmt sich der Hämoglobinbestand des Menschen scheinbar eher mickerig aus: auf 650 Gramm kommt der Erwachsene. Wenn nun ein Gramm Hb maximal 1,39 Milliliter Sauerstoff an sich binden kann, wie viel „O zwei“ kann dann gesamt im Körper unterwegs sein? Rechne!

Die Tatsache, dass Kohlenmonoxid 250-mal leichter an das Hämoglobin andockt als Sauerstoff, sei am Rande erwähnt, um zu erklären, weshalb CO-Vergiftungen so gefährlich sind – also Vorsicht bei alten Öfen und sonstigen kokelnden Gerätschaften. Denn schon bei 0,3 bis 0,5 Prozent Kohlenmonoxid im Blut setzen nach wenigen Minuten Atmung und Herzschlag aus.

Doch um diese Kolumne nicht gar so düster ausklingen zu lassen, sei noch an einen Helden der frühen 70er Jahre erinnert: An Näpfli, das rote Blutkörperchen, das in Wort und Bild die Geheimnisse des menschlichen Körpers erklärte – und somit so etwas wie der Großvater der Feinen Teile ist.

Stuttgarter Zeitung vom 25.5.2004

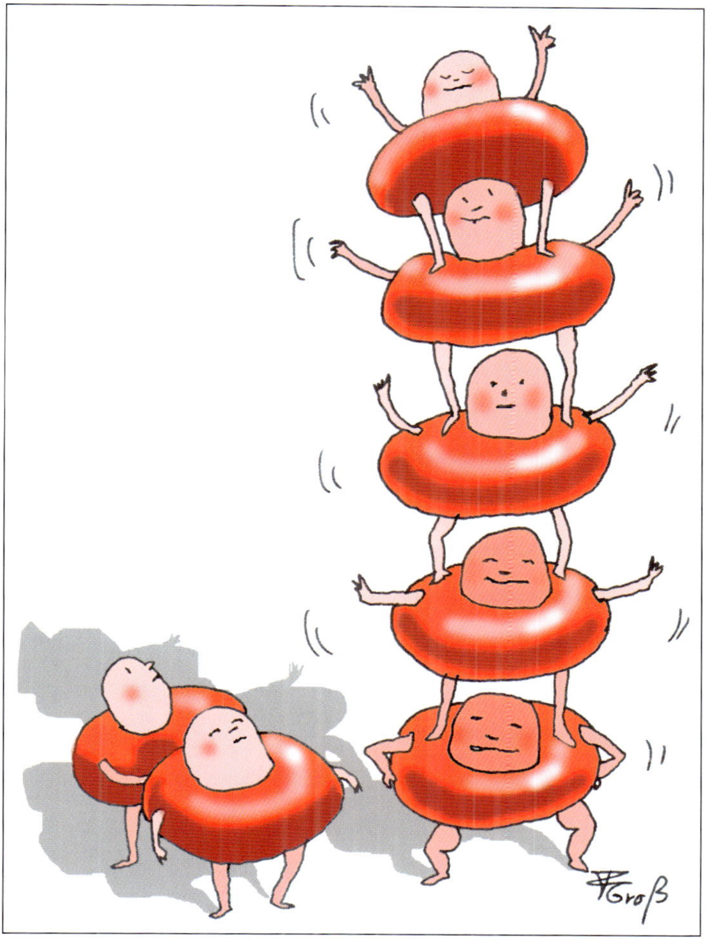
PGroß

Die Zehennägel

Beim Thema „Unguis" haben viele Menschen eher ungustiöse (österreichisch: unappetitliche) Assoziationen. Denn die Zehennägel sehen nicht immer ganz so proper aus, wie man sie sich wünschen würde.

Spätestens wenn nach dem Bad am Samstagabend die Mutter daherkommt, in der Hand die Nagelschere, stellt sich für gepiesackte Kinder wieder die Frage nach dem Sinn der Zehennägel. Denn auch wenn die Dinger an sich völlig gefühllos sind, ist die Pediküre doch eine eher schmerzhafte Prozedur.

Und dass hornige Platten, wenn nicht als Waffe wie bei vielen Tieren, so doch als wichtiges Widerlager für den Druck auf den Ballen dienen und als Hilfsinstrument für den Tastsinn, ist Kindern schwer zu vermitteln. Immerhin können sich kleine Matheasse ausrechnen, wann sie das nächste Mal unter die Schere kommen: der Nagel des großen Zehs wächst pro Tag 0,06 Millimeter, die anderen sind etwas langsamer und schaffen 0,04 Millimeter. Was Kinder aber meist nicht wissen: im etwas höheren Alter kann man mit den Zehennägel so richtig Malheur bekommen. Nagelbettentzündung (*Onychie*), Nagelpilz (*Onychomykose*), Krallennagel (*Onychogryposis*), das sind Stichworte, bei denen sich auch ohne nähere Erläuterung die Zehennägel aufrollen könnten. Nicht zu vergessen der eingewachsene Nagel (*Unguis incarnatus*), gegen den unter anderem chemische Nagelbettverödung und Nagelkeilexzision (das hat was mit Herumschneiden zu tun) angesagt sind.

Dann doch lieber ein Stück des 1931 geborenen Komponisten Mauricio Kagel, der sich für den Titel sowohl im Credo der katholischen Liturgie als auch im Pschyrembel bedient hat: „Unguis incarnatus est" heißt das Werk für Klavier und tiefes Melodieinstrument. Aber wir haben keine Ahnung, ob es nun eher nach Messe oder nach Messer klingt.

Stuttgarter Zeitung vom 8.6.2004

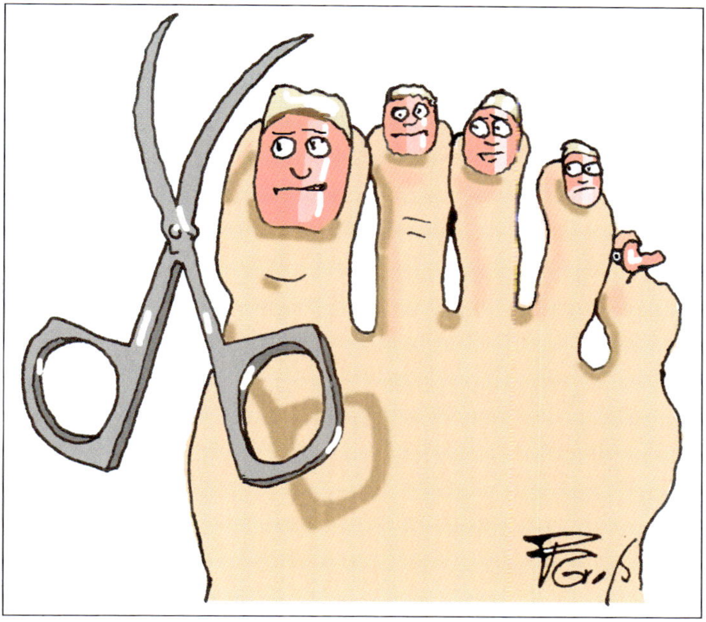

Das Wadenbein

Fibula, das weiß man aus Ausstellungen, in denen Keltengräber zu sehen sind, heißt so viel wie Heftnadel oder Spange. Mediziner verstehen darunter eher die kleine Schwester der Tibia, nämlich das Wadenbein.

Das Schienbein oder auch *Tibia* ist schon längst in den Feinen Teilen drangewesen. Es hat sich, wie es so seine anatomische Art ist, gewissermaßen in den Vordergrund gedrängt. Das heißt aber noch lange nicht, dass wir seinen Nachbarknochen nicht auch würdigen können.

Beim Wadenbein – es wird im Englischen Calf Bone genannt – handelt es sich um ein schlankes, federndes Gebilde, das seine Heimat zwischen Schienbein und Wadenmuskel hat. Damit *Tibia* und *Fibula* nicht schon beim ersten Sprung auseinander driften (was den Menschen plötzlich ein paar Zentimeter kürzer machte und er auf gespreizten Knochen stünde), sind die beiden Knochen an ihrem unteren Ende mit einem stabilen Bindegewebe, der *Syndesmose* verbunden.

Wie auch schon in der Folge über die *Tibia* geschildert, ist das Wadenbein ebenfalls nicht zu hundert Prozent bruchfest. Im Gegenteil: Frakturen sind nicht selten, gern schaut auch dabei der Knochen heraus. In solchen Fällen kann man eigentlich nur noch auf die ärztliche Kunst vertrauen und dem Pechvogel eine gute Besserung wünschen.

Stuttgarter Zeitung vom 15.6.2004

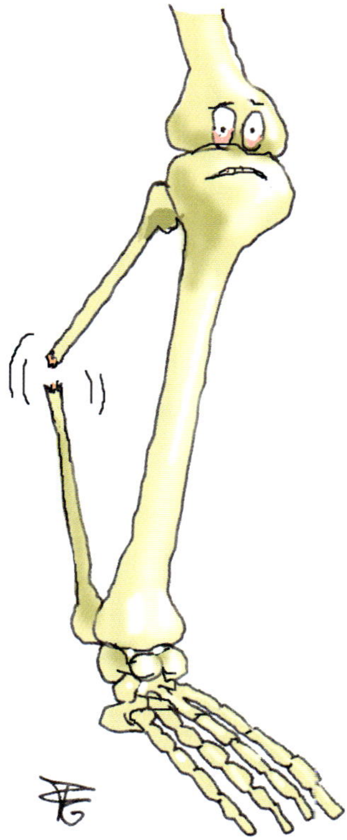

Der Pferdeschwanz

Manche junge Menschen, vor allem wenn sie weiblich sind, wünschen sich nichts sehnlicher als ein Pferd. Da wird es für sie ein schwacher Trost sein, dass sie einen Pferdeschwanz schon längst besitzen.

Das Rückenmark, oder auch *Medulla spinalis*, stellt man sich gemeinhin als einen durchgehenden Strang bis zum verlängerten Rückgrat vor. Doch solches Meinen irrt. Wenigstens, was den Menschen im Postembryonalstadium betrifft. Denn während der Entwicklung im Mutterleib passt das Mark tatsächlich eine Zeit lang exakt in den Kanal der Wirbelsäule, die dann aber wächst und wächst.

Das Mark kann oder mag da nicht in diesem Umfang mithalten; es wird irgendwann zu kurz für den *Canalis vertebralis*. Weil man aber trotzdem den Kanal irgendwie voll haben muss, geht die *Medulla spinalis* vom zweiten Lendenwirbel an in ein dichtes Bündel von so genannten Spinalwurzeln über, die weiter unten liegende Regionen mit Steuerbefehlen versorgen beziehungsweise Sinneseindrücke von dort nach oben geben. Diesen Bereich, man kann es sich schon förmlich vorstellen, nennt man den Pferdeschwanz.

Er taugt zwar nicht zum Fliegenverjagen und man kann auch beim besten Willen keine Zöpfchen in ihn flechten, doch bei einem Defekt sind viele schöne Sachen nicht mehr möglich. Reiten, zum Beispiel, auf echten Pferden, mit richtigen Schweifen.

Stuttgarter Zeitung vom 22.6.2004

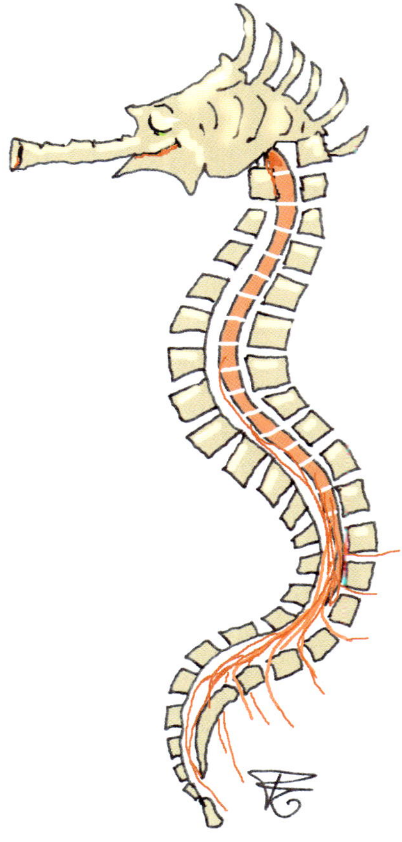

Er

Er hat mehr Namen als jedes andere Körperteil. Deshalb, und aus Rücksicht auf die eventuell mitlesende Jugend, können wir im Folgenden auf jede Nennung verzichten.

Mythen über Mythen ranken sich um den Sie-wissen-schon-wen. Vom mittlerweile etwas aus der Mode gekommen Neidkonstrukt des Dr. Freud bis hin zu ganz simplen Fragen der Geometrie: Wie lang, wie dick, was ist normal?

Ganze Stammtischabende kann man mit dem Thema bestreiten, doch weil wir der Seriosität und der Wahrhaftigkeit verpflichtet sind, greifen wir zu einem Buch, das auch ansonsten fast alles weiß: „Der Mensch in Zahlen" aus dem Spektrum-Verlag. Doch was uns da erwartet, ist schon mehr als dürftig: „Anzahl der Schwellkörper 3; erschlaffter Zustand: Länge 9,4 cm, Breite 3,2 cm; erigierter Zustand Länge 13, Breite 4,1; Durchmesser der Kavernen im erigierten, mit Blut gefüllten Zustand: 1–3 mm." Knapper geht's nicht – und das in einem Buch, das an anderer Stelle unbekümmert den „trocken-krümeligen Anteil des Ohrenschmalzes" bei verschiedenen Menschentypen ausplaudert („Nordchinesen 98 Prozent, Südchinesen 86 Prozent, Deutsche und Mikronesier 18 Prozent, schwarze Amerikaner 7 Prozent").

Da greifen wir doch lieber zum bewährten Pschyrembel Sexualität, der uns darüber aufklärt, dass die Größe des Feinen Teils „sehr variabel" ist: „In erigiertem Zustand dorsale Länge meist 13–18 cm (selten 9–22 cm), Schaftdurchmesser 3–4 cm, Umfang in Schaftmitte 12–13 cm; zugleich sehr verschieden ausgeprägte relative Größenzunahme bei Erektion."

Womit dazu alles gesagt wäre – und wir nahtlos übergehen können zum Thema Erektion, das wegen seiner Komplexität auch ein paar Worte verdient. Mechanische Stimulation, optische Reize oder auch bloß die schiere Fantasie reichen aus, damit das Blut hinab in den männlichen Unterleib schießt. Böse Zungen behaupten ja, es fehle dann im Oberstübchen, aber das ist bestimmt feministische Propaganda. Egal: die Arterien erweitern sich, die Venen werden enger, die Schwellkörper schwellen, es kommt zum Stau der Staus.

Schnitt! – wir sind ja nicht beim Privatfernsehen.

Stuttgarter Zeitung vom 13.7.2004

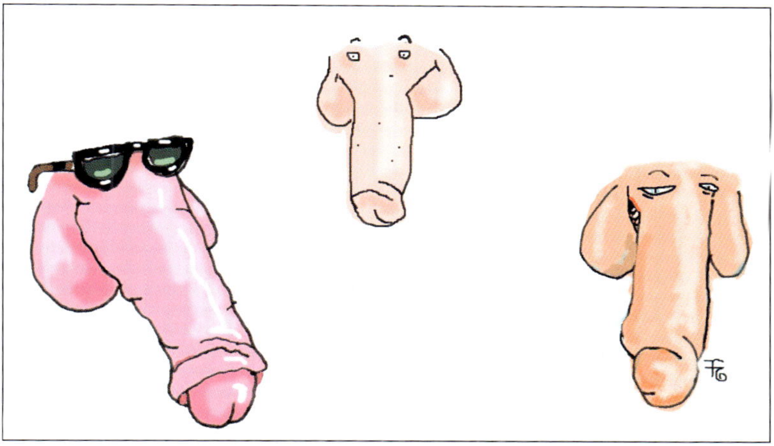

Das Schlüsselbein

Der normale Mensch denkt sich beim Thema „Rad fahren und Schlüsselbein“ nichts weiter. Der ambitionierte Radler sieht das etwas anders – er neigt da zu einschlägigen und schmerzhaften Erfahrungen.

Jede Wette: auch bei der diesjährigen Tour de France werden wieder reihenweise die Schlüsselbeine brechen. Der Schweizer Sven Montgomery hat heuer mit seinem Sturz den Anfang gemacht. *Clavicula* ist eben auf Grund der exponierten Lage am oberen Ende des Brustkorbes prädestiniert, bei Fahrradunfällen entzweizugehen. Da ist es ein schwacher Trost, dass das Teil in der Regel ohne Operation wieder heil wird und ein so genannter Rucksackverband ausreicht.

Eine ganze Reihe von Muskeln setzen an dem S-förmigen Knochen an, der in Verbindung mit dem Schulterblatt das Schultereckgelenk bildet. Der medizinische Name geht übrigens auf das lateinischen *clavis* zurück, was nichts anderes als Schlüssel heißt und wiederum etymologisch mit dem Klavier verwandt ist – man vergleiche das mit dem englischen Keyboard, dem Oberbegriff für Tasteninstrumente. Aber wir schweifen ab.

Zur Illustration der Gefahren, denen *Clavicula* beim Radeln ausgesetzt ist, stellvertretend der „Mountenbike“-Bericht eines Landsmannes von Montgomery, dem offensichtlich auch etwas das Orthografiezentrum im Gehirn gestreift wurde. „Ich fuhr mit Fahrrad von der Feldstrasse in die Risigasse und sah das Motorrad erst kurz vor der Kollision“, schreibt er auf seiner Homepage im Internet. „Der Motorradfahrer wich auf die falsche Seite aus und stiess auf der Höhe des Vorderrads seitlich mit mir zusammen. Meine Verletztungen: Linkes Schlüsselbein gebrochen, Rippen gequescht, diverse Prellungen und Schürfungen. Da ich von einem Feldweg in die Nebenstrasse einbog hatte ich keinen Vortritt!!! Ich wurde mit 100.– gebüsst.“

Dazu auf gut Schwyzerdütsch: Ja, Gottfried Stutz!

Stuttgarter Zeitung vom 20.7.2004

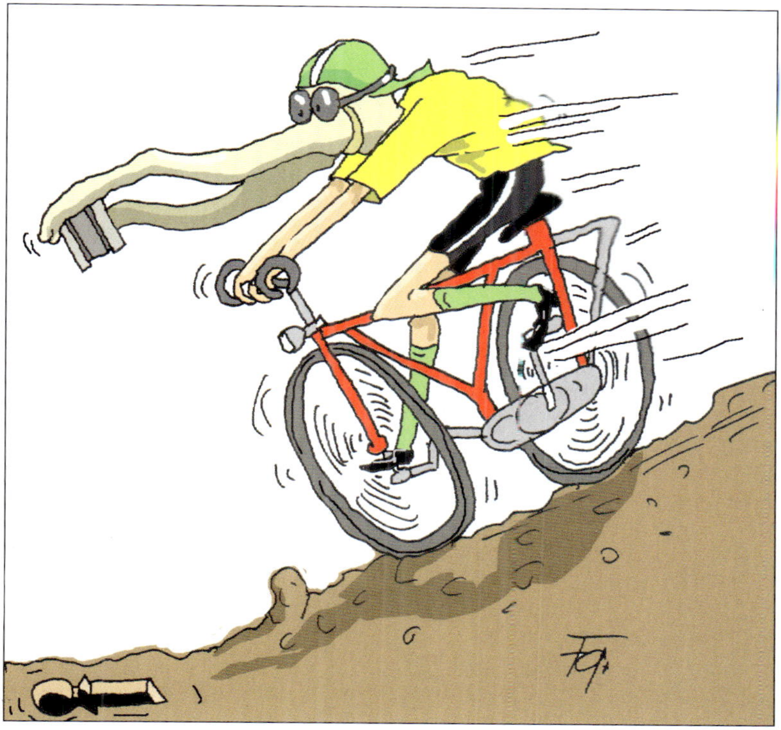

Die Kniescheibe

Während die Oberschenkel-, die Daumen- und die Schädelknochen klar nachvollziehbare Aufgaben übernehmen, ist das in anderen Fällen nicht immer so einfach. Zum Beispiel bei der Kniescheibe.

Was brauchen wir eigentlich eine Kniescheibe, auch Patella genannt? Nur damit wir den 12-Quadratzentimeter-Knochen bei Langeweile und ausgestreckten Beinen vor- und zurückschieben können? Kaum. Denn ans Herumspielen hat die Natur nicht gedacht, als sie die so genannten Sesambeine entwickelte, deren größtes die Kniescheibe ist. Diese *Ossa sesamoidea* sind vielmehr in Sehnen- oder Bänderapparate eingebaute Knochen, die der muskulären Kraftübertragung dienen. Im Falle der leicht dreieckigen Kniescheibe heißt das, dass diese die Energie des Oberschenkelmuskels (wir erinnern uns: der Vierköpfige) bündelt und nach unten weitergibt.

Aus Gründen des Komforts ist Patella an ihrer Gelenkfläche von einer bis zu sechs Millimeter dicken Knorpelschicht bedeckt, die allerdings, wie so vieles andere auch, im Alter nachlässt. Mit „im Alter" ist in diesem Fall übrigens „30 plus" gemeint – so viel zur Haltbarkeit des menschlichen Körpers.

Wichtig an der ganzen Apparatur ist, dass die umgebenden Bänder (die *Retinacula patellae laterale* und die *Retinacula patellae mediale*) den Knochen in der rechten Bahn halten. Sonst tut's nämlich ganz schön weh. Das Gleiche gilt, wenn bei einem Unfall so viel Energie im Spiel ist, dass die *Patella* regelrecht aus ihrem Lager gerissen wird. In schweren Fällen wird man um einen Gang unters Messer nicht herumkommen.

Bei Menschen, die dazu neigen, kommt es vor, dass sich die Kniescheibe auch so ab und zu selbstständig macht. „Habituelle Patellaluxation" nennt man das. Mit etwas Geschick und Übung können die Patienten die Sache zwar selber wieder in Ordnung bringen, ohne deshalb gleich zum Arzt humpeln zu müssen. Weil mittelfristig Abnutzung und Instabilität drohen, ist das für die Betroffenen aber trotzdem nicht so lustig.

Stuttgarter Zeitung vom 3.8.2004

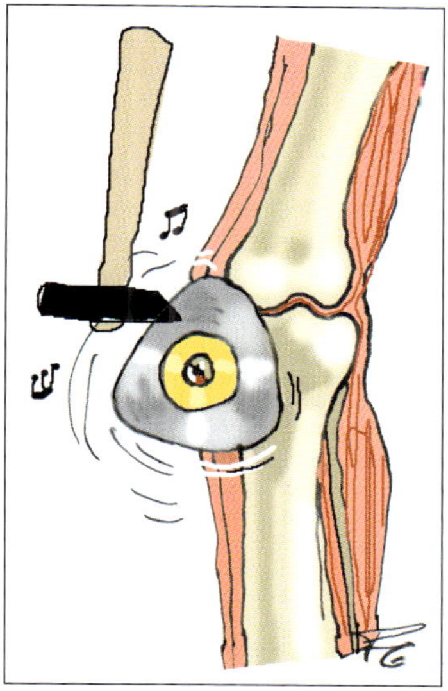

Das Sportherz

Jetzt gehen sie wieder für Gold, um einen alten Olympiaschlager ebenso holprig wie falsch zu übersetzen. Was die Athleten in Athen brauchen, ist ein leistungsfähiges Sportherz.

Es ist wie überall im Leben: was die Profis bringen, könnte die Laien vor Neid erblassen lassen. Egal, ob sie auf der 100-Meter-Bahn Gas geben wie Gazellen, den Marathon schneller rennen, als ein Gelegenheitsradler strampeln kann, oder Eisenkugeln schleudern, die früher ins Kanonenrohr gestopft und verschossen worden wären – die Athleten lassen jeden Otto Normalbeweger weit, weit hinter sich. Klar, dass sie eine entsprechende Hardware brauchen. Besonders bei Ausdauersportlern kommt dabei dem Herzen eine herausragende Bedeutung zu. Und weil sich dieses Organ von den üblichen Modellen so abhebt, gibt es sogar einen Fachausdruck dafür: das Sportherz.

Man kann sich an drei Fingern ausrechnen, dass dieses Turbo-Organ mehr leistet als die ungetunte Serienversion: Kann ein Büro- oder Beamtenherz maximal 20 Liter Blut in der Minute durch den Körper pumpen, so schafft ein Athlet in der gleichen Zeit glatt das Doppelte. Und schlägt die Basisversion zwischen 60- und 80-mal auf 60 Sekunden, so kommt der Athlet mit der Hälfte aus – man spricht dann von extremer Ruhebradykardie.

Natürlich ist an so einem Organ alles etwas besser: die Herzvorhöfe und -kammern sind größer, die Herzwände sind dicker, und Herzkapillaren nehmen zu. Klar, dass man so eine Hochleistungsmaschine nicht von heute auf morgen in Rente schicken kann. Wenn das Sportherz urplötzlich nicht mehr die gewohnten Riesenmengen zu pumpen hat, dann droht ein so genanntes Entlastungssyndrom, das psychische und physische Störungen mit sich bringen kann.

Drücken wir also unseren Athletinnen und Athleten in „Athens 2004" (mit „s") die Daumen, dass ihre Herzen kräftig schlagen und dass sie ganz arg viele Medaillen nach Hause bringen. Aber nicht, dass die Brüder und Schwestern am Ende gedopt sind – womöglich sogar mit „Doppelherz".

Stuttgarter Zeitung vom 17.8.2004

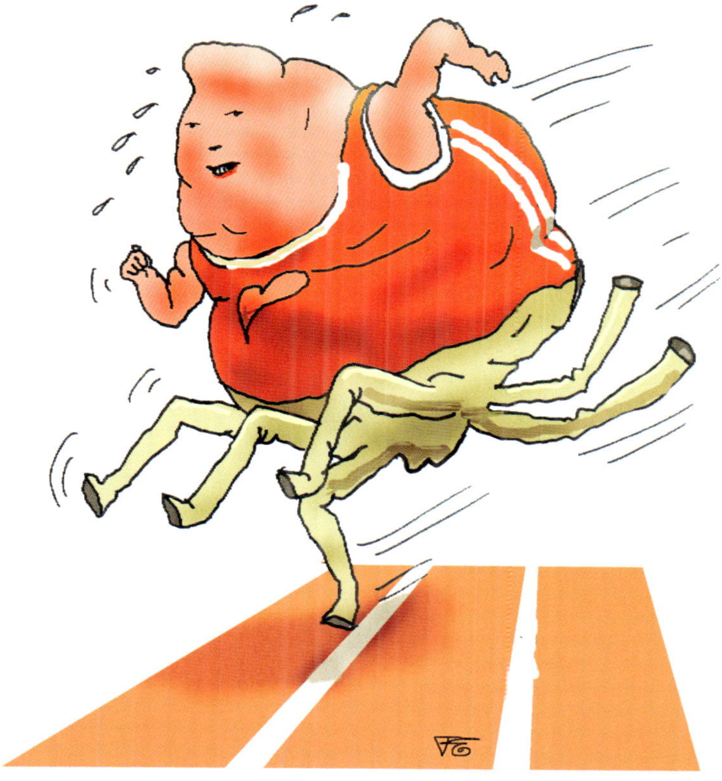

Das Silikonkissen

Jetzt keinen Streit, bitte! Natürlich ist das Silikonkissen kein feines Teil, jedenfalls nicht in dem Sinn. Aber es kommt nun mal in immer mehr Körpern vor.

Manchmal fragt man sich, was manche Fernsehsender früher gemacht hätten, als die Zeiten prüder und die Silikonkissen noch nicht erfunden waren. Heute vergeht kein Tag, an dem man nicht sieht, wie quallenähnliche Teile (allerdings ohne Tentakeln) durch kleine Löcher in den weiblichen Leib geschoben und zurechtgelegt werden. Vorzugsweise geschieht dieses TV-Ereignis abends so gegen sieben.

Aber bevor unser Lamento unerträglich wird, wenden wir uns lieber der Frage zu, was aus den Dingern später wird (nein, nicht erst wenn Archäologen der fernen Zukunft sich fragen, was diese seltsamen Gegenstände in den Gräbern des beginnenden 21. Jahrhunderts sind: Handschmeichler? Kultgegenstände? Knieschoner für Putzfrauen?).

Denn ewig können die einzelnen Kissen nicht im Gebrauch bleiben: „Alle Implantate haben eine begrenzte Haltbarkeitsdauer", sagt das Präsidium der Deutschen Gesellschaft für plastische und Wiederherstellungschirurgie über die Silicon-Mountains. Mit anderen Worten: was reinkommt, will irgendwann auch wieder raus. Alle paar Jahre unters Messer? Das muss man schon mögen.

Immerhin: entgegen anders lautenden Gerüchten scheint mit dem Silikonanbau die Gefahr von Krebs, Rheuma und Immunschwäche nicht zu wachsen. Was nicht heißt, dass der Eingriff völlig risikolos wäre: Narben, Verkapselungen oder Risse sind durchaus möglich. Umso schlimmer ist das, wenn nicht die reine Kosmetik den Ausschlag für die OP gegeben hat, sondern eine medizinische Indikation. Denn nach Amputation können die Kissen durchaus zu feinen Teilen werden. Und sei es, dass sie die erlittenen Qualen etwas lindern.

Stuttgarter Zeitung vom 24.8.2004

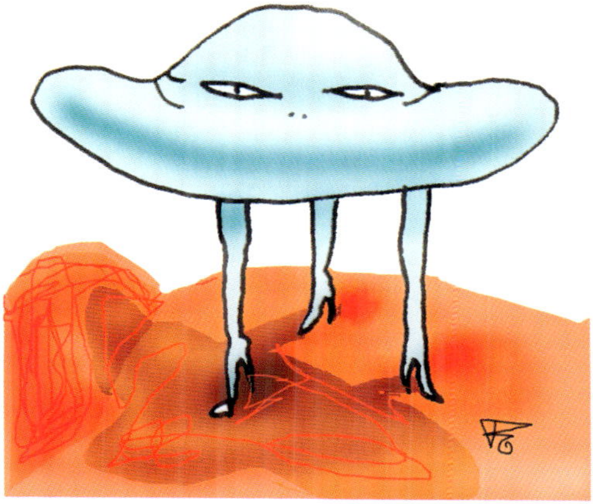

Das limbische System

Manchmal würde man sich wünschen, keine Emotionen zu haben. Beim Pokern, beim Genötigtwerden im Straßenverkehr oder bei skandalösen Sportgerichtsentscheidungen. Alles Momente, in denen man aufs limbische System verzichten könnte.

Vereinfacht gesagt, besteht das Großhirn aus dem *Neocortex*, auch Großhirnrinde genannt, und dem fest mit dem Hirnstamm verbundenen limbischen System. Ist der *Neocortex* gewissermaßen der Intellektuelle von den beiden, so arbeitet das limbische System im Ressort Emotionales. In jahrhundertelang bewährten, heute aber überholten Vorurteilsmustern ausgedrückt: das eine ist der Mann, der klar denkt, das andere die Frau, die irgendwie emotional an alles rangeht.

Komplett überholt, wie gesagt – nicht nur, weil Alice Schwarzer und ihre Schwestern dahingehend gewirkt haben, sondern auch weil Forschungen zu einem verblüffenden Ergebnis geführt haben: ohne Emotionen ist der Mensch nicht fähig, etwas Vernünftiges denken, sei der IQ auch noch so hoch. Denn die Fähigkeit, Wichtiges vom Unwichtigen zu trennen, kann verloren gehen, wenn das limbische System und/oder der Frontallappen des Hirns geschädigt sind – der Patient verzettelt sich im Denken und im Schaffen, abgesehen davon präsentiert sich der Unglückliche seiner Umwelt möglicherweise als eiskalter – pardon! – Kotzbrocken.

Wer sich also das nächste Mal über sich selber aufregt, weil er sich über Pokerrunden, Verkehrsrowdys und Sportjuristen aufregt (Olympia ist ja nun Gott sei Dank vorbei), der bedenke, dass Emotionen durchaus ihr Gutes haben. Vielleicht hilft gegen Ärgern ja eine Definition, halblaut als Mantra gemurmelt: „Emotionen sind ein komplexes Muster von Veränderungen, das physiologische Erregung, Gefühle, kognitive Prozesse und Verhaltensweisen einschließt, die in Reaktion auf eine Situation auftreten, die ein Individuum als bedeutsam wahrgenommen hat.“

Stuttgarter Zeitung vom 31.8.2004

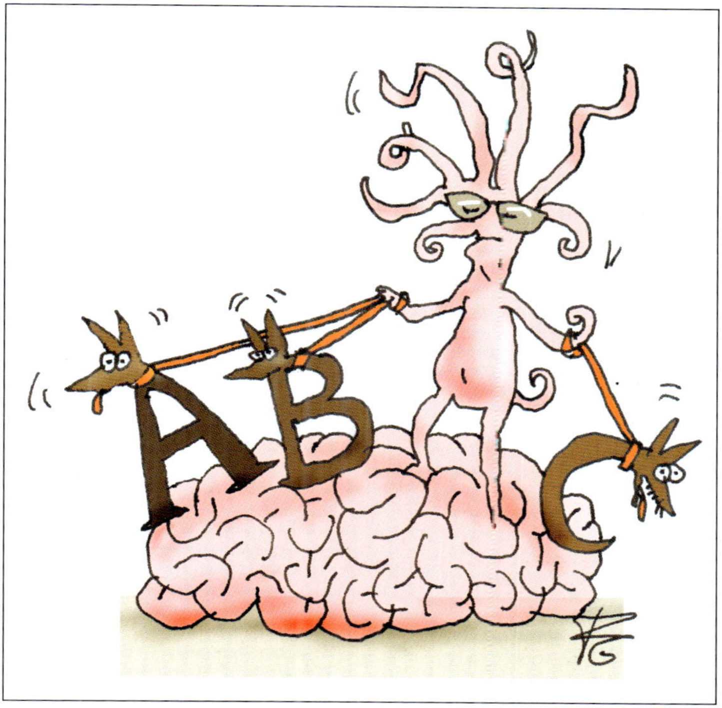
A
B
C

Der Ringfinger

Klavierspieler haben ein gespanntes Verhältnis zu ihm, und auch manche frisch gebackenen Ehemänner stehen ihm reserviert gegenüber: Der Ringfinger (Anularius) führt schon ein Schattendasein.

Den Daumen (*Pollex*) mit seiner kulturhistorischen Bedeutung haben wir schon vorgestellt, den Zeigefinger (*Index*) nutzen nicht nur Kinder gern, um ihn in zentrale Gesichtsöffnungen einzuführen, den einzelnen Mittelfinger (*Medius*) zeigen zum Beispiel Fußballer- und Rennradler in der Öffentlichkeit, und den kleinen Finger (*Digitus minimus*) kann man immerhin noch beim Teetrinken abspreizen. Der Ringfinger (*Anularius*, vom lateinischen *Anulus*, also „kleiner Ring") dagegen ist ewiges Sorgenkind aller Klavierspieler: er will sich einfach nicht so weit erheben und so kraftvoll nach unten schnellen lassen wie etwa die Kollegen *Pollex* oder *Medius*. Das liegt daran, dass sein Sehnenapparat nicht so autonom angelegt ist, wie Bach, Brahms und Beethoven fordern.

Das berühmteste Opfer des Ringfingers ist Robert Schumann, der seine Pianistenkarriere an den Nagel hängen musste, weil der *Anularius* nicht mehr wollte. Der Grund für diese Lähmung liegt allerdings weniger in der Anatomie der Hand als vielmehr in einer fehlerhaften Verdrahtung im Gehirn: „aktionsinduzierte fokale Dystonie" nennt man das Krankheitsbild, das vor allem extrem fleißig übende Musiker betrifft. Da das Areal der Großhirnrinde, aus dem die Steuerungsbefehle für den Ringfinger kommen, genau neben dem für den Mittel- und den Zeigefinger liegt, kann es zu Überlappungen bei den Nervenimpulsen kommen. Der Musikerkrampf ist die Folge, eine langwierige Therapie zeichnet sich ab.

Dass das Feine Teil, wie sein deutscher und sein lateinischer Name schon sagen, auch zur Aufnahme des ehelichen Schmuckstücks dient, ist nicht bei allen Ja-Sagern dieser Welt gleich beliebt. „Fangeisen" nennen sie den für teuer Geld beschafften Ring, und sie leiden oftmals, allen Versprechungen zum Trotz, schon kurz nach der Hochzeit an plötzlichen Allergieattacken: „Der juckt!" Wir meinen aber, das ist eher psychisch.

Stuttgarter Zeitung vom 7.9.2004

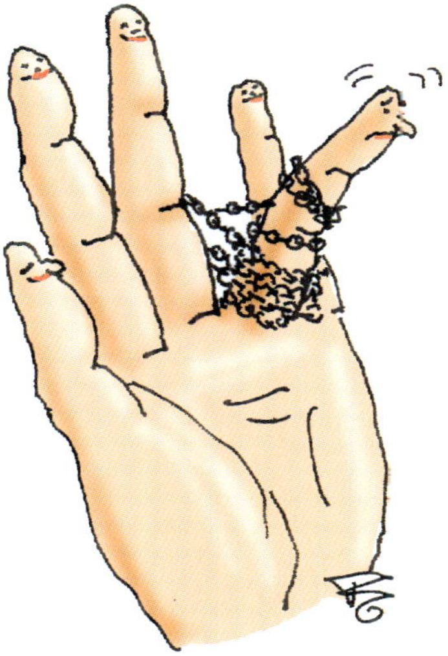

Das Jacobson-Organ

Wenn Pferde lachen, hat das nichts mit Witzen zu tun, sondern sie saugen Duftstoffe ein. Flehmen nennt man das, und es ist umstritten, ob wir Menschen das auch können. Die entscheidende Frage: Haben wir ein funktionierendes Jacobson-Organ?

Nicht, dass die Feinen Teile so langsam in die Schmuddelecke abdriften wollten, aber selbst bei in aller Unschuld begonnenen Recherchen kommt man doch immer wieder auf das Sexuelle. Das Jacobson-Organ ist so ein Fall. Schlangen haben es, das weiß man ganz bestimmt, und auch Pferde nutzen es, um Pheromone, also beispielsweise Sexuallockstoffe, aufzuspüren.

Dazu klappen sie die Lippen an die Nasenlöcher und saugen die Luft in den Mund. Denn dort, im oberen Bereich der Mundhöhle, liegt ihr „vomeronasales Organ", das im Gegensatz zur Nase nicht flüchtige Duftstoffe wahrnimmt, sondern Substanzen, die wegen ihrer vergleichsweise mächtigen Molekülstruktur eigentlich geruchlos sind – eine ganz und gar pheromonale Angelegenheit also.

Lange Zeit hat man angenommen, dass der Mensch kein vomeronasales Organ besitze, dessen tierisches Pendant der dänische Anatom Ludwig Jacobson 1811 bei Schlangen entdeckt und gleich nach sich benannt hat. Gesichert ist die Erkenntnis, dass der menschliche Embryo mit dem Teil ausgestattet und dass es bei den meisten Erwachsenen nachweisbar ist: Es sitzt bei ihnen beidseitig in der Nasenscheidewand. Doch ob wir da ein voll funktionstüchtiges Instrument zur unbewussten Erkennung von Sexualpartnern mit uns herumtragen oder doch nur ein evolutionäres Überbleibsel, ist ungewiss. Noch wogt der Streit der Experten.

Stuttgarter Zeitung vom 21.9.2004

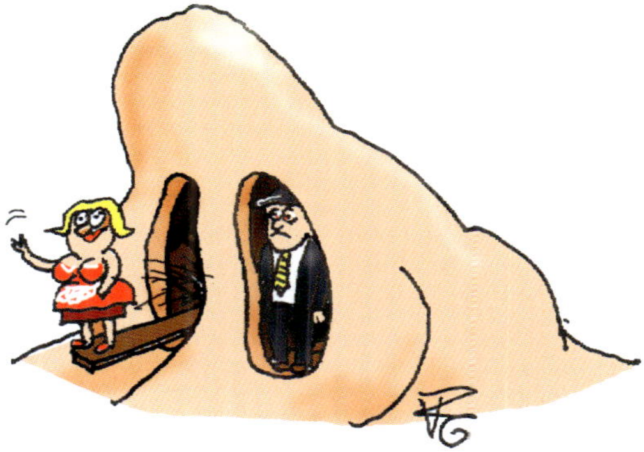

Der Gyrus angularis

Noch 'n bisschen Hirn gefällig? Nehmen wir doch den Gyrus angularis. Wer gerade „Gyros" gelesen hat, könnte mit seinem „Gyrus" ein kleines Problem haben. Muss aber nicht – jetzt bloß keine Panik!

Wie sich vielleicht herumgesprochen hat, tragen wir zwei Hirnhälften herum, auch Hemisphären genannt. Eine von beiden ist dominant, bei Rechtshändern hat diesen Job die linke übernommen, bei Linkshändern ist es in der Regel umgekehrt. Zu den feinen Unterteilen der Hemisphären gehört das *Gyrus angularis* (zu deutsch so viel wie verwinkelte Gehirnwindung). Dort ist beheimatet, was uns richtig lesen, schreiben und rechnen lässt. Bei Verletzungen und sonstigen Beschädigungen drohen im Umkehrschluss Alexie, Agraphie und Akulkulie. Und bei Legasthenikern kann eine Stoffwechselstörung in dieser Windung vorliegen.

Apropos Legastheniker: die langjährige Erfahrung lehrt, dass es durchaus Leser gibt, die Journalisten grundsätzlich für solche halten. Zuschriften beweisen dies. Nicht um diese Kritiker auch noch zu munitionieren, sondern um die Sache etwas aufzulockern, kommen hier einige der schönsten Redakteursverschreiber der letzten Jahre (denen allerdings gemeinsam ist, dass sie kurz vor Drucklegung rausredigiert worden sind): Platz fünf geht an den Kollegen, der in Zusammenhang mit dem Ölhafen über Shellstatt Schellenten (*Bucephala clangula*) schrieb, Platz vier an die Reise in den Hartz, Platz drei an Einsteins Realitätstheorie, Platz zwei an die Piep-Show und Platz eins an eine gut schwäbische Kollegin, die insofern in die Ungnade der späteren Geburt fiel, als sie allen Ernstes der Meinung war, unsere US-Freunde hätten uns anno 45 mit Kehrpaketen beglückt.

Stuttgarter Zeitung vom 28.9.2004

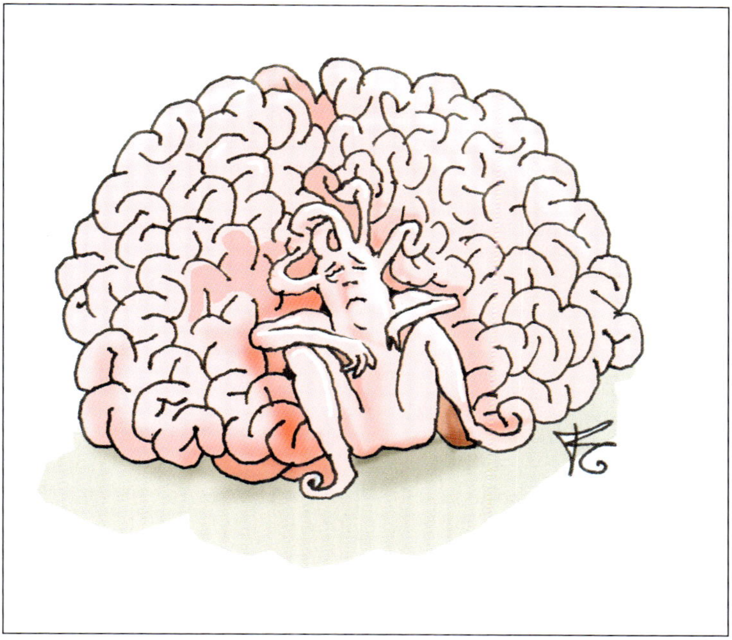

Die Augenbrauen

Über die Augenbrauen lässt sich nicht viel sagen. Sie sind nützlich, können ein Gesicht zieren – und die Umwelt aber auch ziemlich nerven.

Menschen ohne Augenbrauen haben ein Problem: sie sehen aus wie Maschinen. Ziemlich unsympathische Maschinen, um genau zu sein. Das ist schlimm für diejenigen, die den Bewuchs über den Augen ohne eigenes Verschulden verloren haben, sei es durch Krankheit, sei es durch Therapie. Wer aber mit Absicht zum Rasierer greift, um sich dort droben kahlzuscheren, dem ist nicht zu helfen. Von der Stirne heiß soll ihm rinnen der Schweiß – grad in die Augen hinein. Auf dass es richtig brennen möge.

Unangenehm für die unschuldige Umwelt kann es hingegen sein, wenn jemand das an sich sehr wichtige Kommunikationsmittel Augenbrauenheben hemmungs- und schamlos missbraucht. Wir meinen jetzt nicht den Whiskey-Papst Michael Jackson, der bloß die Braue hochzieht, wenn jemand einen uralten Single Malt mit Eis und Coca Cola runterkippt. Wir meinen eher mimische Unruhegeister wie zum Beispiel die Tagesthemen-Moderatorin Anne Will. Wie sie hochzieht und fallen lässt, wie sie Wichtiges hervorhebt, Kritik an den Herrschenden unterstreicht und bei Bedarf ganz viel Ironie signalisiert – das kann einen in dieser Massierung schon dazu bringen, dass sich die eigenen Brauen zusammenziehen und in der Mitte die so genannte Zornesfalte bilden.

Je tiefer diese Falte wird, um so mehr kommt man ins Grübeln, ob der Einschuss des Nervengifts Botulinustoxin angezeigt ist (mit diesem Teufelszeug lassen sich manche Menschen aus Faltenwahn die Mimik kalt stellen, es gibt aber auch medizinische Gründe für den Einsatz, etwa bei Nervenerkrankungen). Und im Falle von Frau Will jedenfalls würde ein kleines bisschen Botox den Tagesthemengenuss wahrscheinlich erhöhen.

Stuttgarter Zeitung vom 19.10.2004

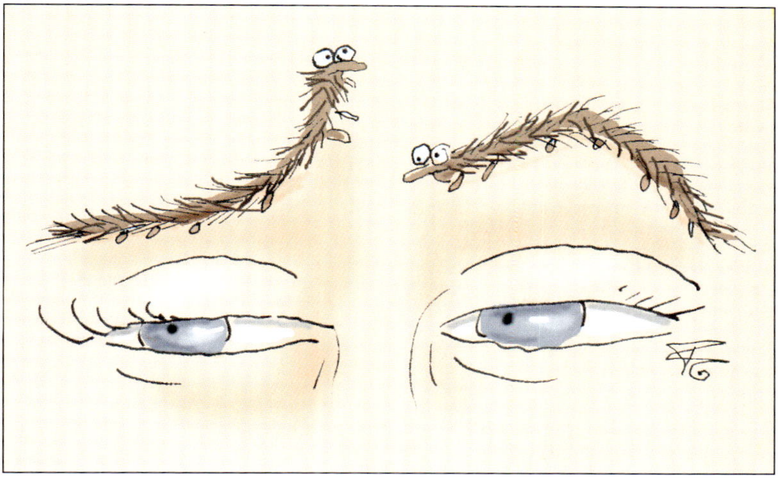

Das Schambein

Treibe Sport oder du bleibst gesund. Eine alte Weisheit. Und Profifußballer können sie zunehmend bestätigen. Bei ihnen häufen sich berufsbedingte Probleme mit dem Schambein.

Das menschliche Becken besteht aus verschiedenen Beinen: dem Darmbein, dem Kreuzbein, dem Sitzbein und eben dem Schambein. Dieses *Os pubis* sitzt im unteren Drittel des Knochenapparats, nimmt nur einen kleinen Teil vom Ganzen ein und hat sich speziell in Fußballerkreisen einen nicht besonders guten Namen gemacht. Denn die Schambeinentzündung (*Ostitis pubis*) plagt in erster Linie Menschen, die samstagnachmittags, wenn normale Leute Autos putzen und Hecken schneiden, ihr Geld verdienen. Aus dem Ursachencocktail Belastung, Muskelüberdehnung, ungleichmäßig wirkenden Kräften und Fehlstellungen kann mit der Zeit eine chronische Entzündung entstehen, die mit den heutigen Methoden recht gut zu diagnostizieren ist. Früher hat es den Kickern da unten zwar auch wehgetan, aber da hieß es immer, sie hätten bloß einen Leistenschmerz.

Das Mittel der Wahl ist die wahrscheinlich meistverordnete (und meistignorierte) Arznei der Medizingeschichte: Ruhe. Und Ruhe. Und nochmals Ruhe. Doch weil gerade das den Fußballern so schwer fällt (sonst hätten sie ja Schachspieler werden können, denen droht höchstens die an dieser Stelle bereits beschriebene Kokzygodynie am Steißbein), rennen und treten und grätschen und schwalben sie immer lange vor der Zeit schon wieder.

Dann müssen halt Schmerzmittel ran oder Operateure. Und wenn dann gar nichts mehr geht, lassen sich die Patienten sogar die Nerven durchtrennen. Möglicherweise wird dann zwar das von manchen Menschen so genannte Katzenfleisch an der Schenkelinnenseite etwas taub, aber was tut man nicht alles für schönen Fußball.

Doch bevor sich nun die Langläufer, die Eishockey- und die Handballspieler grinsend zurücklehnen und schamlos über die Kicker lästern: ihnen und ihren Schambeinen droht das gleiche Schicksal. Nur die notorischen Unsportler, die sind dieses Mal fein heraus.

Stuttgarter Zeitung vom 2.11.2004

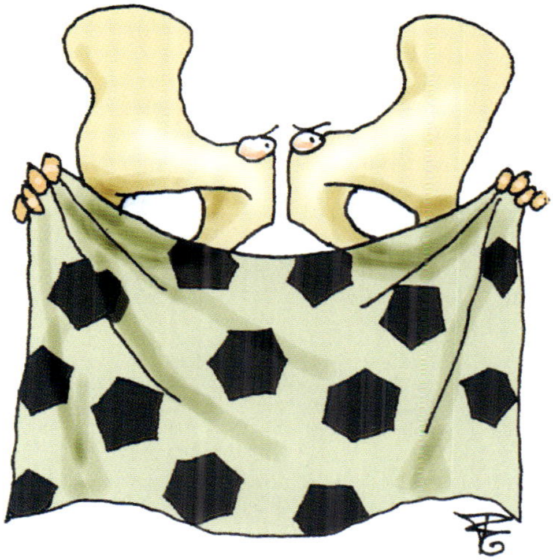